Monographien aus dem
Gesamtgebiete der Psychiatrie

Springer
Berlin
Heidelberg
New York
Barcelona
Budapest
Hongkong
London
Mailand
Paris
Santa Clara
Singapur
Tokio

Monographien aus dem Gesamtgebiete der Psychiatrie

Herausgegeben von
H. Hippius, München · W. Janzarik, Heidelberg · C. Müller, Onnens (VD)

Band 76 **Postpartum-Psychosen**
Ein Beitrag zur Nosologie
Von J. Schöpf

Band 77 **Psychosoziale Entwicklung im jungen Erwachsenenalter**
Entwicklungspsychopathologische Vergleichsstudien an psychiatrischen Patienten und seelisch gesunden Probanden
Von H.-P. Kapfhammer

Band 78 **Dissexualität im Lebenslängsschnitt**
Theoretische und empirische Untersuchungen zu Phänomenologie und Prognose begutachteter Sexualstraftäter
Von K.M. Beier

Band 79 **Affekt und Sprache**
Stimm- und Sprachanalysen bei Gesunden, depressiven und schizophrenen Patienten
Von H.H. Stassen

Band 80 **Psychoneuroimmunologie psychiatrischer Erkrankungen**
Untersuchungen bei Schizophrenie und affektiven Psychosen
Von N. Müller

Band 81 **Schlaf, Schlafentzug und Depression**
Experimentelle Studien zum therapeutischen Schlafentzug
Von M.H. Wiegand

Band 82 **Qualitative Diagnostikforschung**
Inhaltsanalytische Untersuchungen zum psychotherapeutischen Erstgespräch
Von J. Frommer

Band 83 **Familiendiagnostik bei Drogenabhängigkeit**
Eine Querschnittstudie zur Detailanalyse von Familien mit opiatabhängigen Jungerwachsenen
Von R. Thomasius

Band 84 **Psychische Störungen bei Krankenhauspatienten**
Eine epidemiologische Untersuchung zu Diagnostik, Prävalenz und Behandlungsbedarf psychiatrischer Morbidität bei internistischen und chirurgischen Patienten
Von V. Arolt

Band 85 **Subsyndrome der chronischen Schizophrenie**
Untersuchungen mit bildgebenden Verfahren zur Heterogenität schizophrener Psychosen
Von J. Schröder

Johannes Schröder

Subsyndrome der chronischen Schizophrenie

Untersuchungen mit bildgebenden Verfahren zur Heterogenität schizophrener Psychosen

Mit 16 Abbildungen

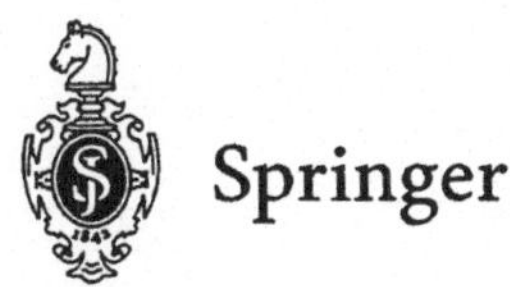

Springer

Privatdozent Dr. med. Johannes Schröder
Ruprecht-Karls-Universität
Psychiatrische Klinik
Voßstraße 4
69115 Heidelberg

ISBN-13: 978-3-642-72058-1 e-ISBN-13: 978-3-642-72057-4
DOI: 10.1007/978-3-642-72057-4

Die Deutsche Bibliothek - CIP-Einheitsaufnahme
Schröder, Johannes: Subsyndrome der chronischen Schizophrenie: Untersuchungen mit bildgebenden Verfahren zur Heterogenität schizophrener Psychosen / Johannes Schröder. - Berlin; Heidelberg; New York; Barcelona; Budapest; Hongkong; London; Mailand; Paris; Santa Clara; Singapur; Tokio: Springer, 1997
(Monographien aus dem Gesamtgebiete der Psychiatrie; Bd. 85)
ISBN-13: 978-3-642-72058-1

Softcover reprint of the hardcover 1st edition 1998

Umschlaggestaltung: Design & Production
Satz: Reproduktionsfertige Autorenvorlage
Herstellung: Renate Münzenmayer

SPIN 10650459 25/3135-5 4 3 2 1 0 – Gedruckt auf säurefreiem Papier

Für Kristin

Danksagungen

Herrn Prof. Dr. Ch. Mundt, Direktor der Psychiatrischen Universitätsklinik Heidelberg, verdanke ich entscheidende Anstöße und die Möglichkeit, die vorliegende Studie an der Heidelberger Klinik durchzuführen. Besonders verpflichtet fühle ich mich auch Herrn Prof. Dr. M. S. Buchsbaum, Direktor des Neuroscience PET-Laboratory, Mount Sinai School of Medicine/ New York. Auf seine Einladung hin wurden die PET-Untersuchungen überhaupt möglich; auch später wurde Prof. Buchsbaum nie müde, kritische Fragen oder neue Hypothesen zu diskutieren. Ohne meinen ehemaligen Oberarzt, Herrn Prof. Dr. H. Sauer, wäre die vorliegende Arbeit kaum zustande gekommen. Herr Prof. Sauer hat die klinischen Untersuchungen mitkonzipiert und stand stets zur Diskussion offener Fragen, aber auch der alltäglichen Fährnisse empirischer Schizophrenieforschung zur Verfügung. Die computertomographischen Untersuchungen wurden von Herrn Prof. Dr. K. Sartor, Direktor der Abteilung für Neuroradiologie, und Herrn Emeritus Prof. Dr. H. Betz möglich gemacht. Für die enge Kooperation bei den magnetresonanztomographischen Untersuchungen mit dem Deutschen Krebsforschungszentrum Heidelberg möchte ich Herrn PD Dr. M. Knopp und Herrn PD Dr. L. R. Schad herzlich danken. Entscheidenden Anteil an der Datenanalyse hatte Dr. F. J. Geider, der nicht nur stets mit seinen profunden statistischen und methodologischen Kenntnissen zur Stelle war, sondern auch seinen Witz und seine Neugierde in die Diskussion einbrachte. Ein bedeutender Teil der klinischen Arbeiten wurde durch Dr. M. Binkert und Dr. Ch. Reitz engagiert begleitet. Mit rastloser Geduld haben beide Planung und Durchführung der klinischen Studien mitgestaltet, Untersuchungen vorgenommen oder mit Dr. M. Jauß die Datenanalyse unterstützt. In gleicher Weise möchte ich auch Frau Dr. S. Demisch, Frau A. Tittel, Herrn Dipl.-Phys. K. Baudendistel, Dr. M. Essig, Dr. Th. Jahn (München), Dr. M. Karr, Dr. R. Niethammer, Dr. P. Richter, Dr. U. Roelcke, Dr. B. V. Siegel (Los Angeles), Dr. A. Stockert und Dr. F. Wenz danken. Bei vielen Diskussionen und der Korrektur des Manuskriptes fand ich in Herrn Dipl.-Psych. R. Jakob einen kompetenten Ansprechpartner. Besonders erwähnen möchte ich die Station Mayer-Gross, die einen bedeutenden Teil der vorliegenden Untersuchungen im kollegialen, offenen Umgang aller Berufsgruppen getragen hat. Frau S. Bollschweiler und Dipl.-Psych. D. Weimer haben das Manuskript mit bewunderswerter Geschwindigkeit, Sachkenntnis und Zuverlässigkeit ausgearbeitet.

Heidelberg, im September 1997 Johannes Schröder

Inhaltsverzeichnis

"So fassen wir unter dem Namen Dementia praecox oder Schizophrenie eine ganze Gruppe von Krankheiten zusammen, die sich scharf von vielen anderen Formen des Kraepelin'schen Systems unterscheiden lassen; sie haben viele gemeinsame Symptome und eine gemeinsame Richtungsprognose; ihre Zustandsbilder aber können äußerst verschieden sein."

E. Bleuler, 1911

1 Einleitung: Zur Heterogenität schizophrener Psychosen

In der vorliegenden Arbeit sollen psychopathologische Subsyndrome der chronischen Schizophrenie im Hinblick auf charakteristische morphologische und funktionelle cerebrale Veränderungen untersucht werden. Dieses Vorhaben unterstellt zweierlei: Erstens, schizophrene Psychosen bilden keine einheitliche Erkrankung, sondern ein heterogenes Syndrom; das zweitens, mit cerebralen Veränderungen vergesellschaftet ist.

Beide Hypothesen sind für die klinische Psychiatrie von geradezu axiomatischer Bedeutung. Hinsichtlich der klinischen Heterogenität schizophrener Psychosen besteht ein breiter Konsens, der sich auf E. Bleuler (1911/p. 2) zurückverfolgen läßt: "So fassen wir unter dem Namen Dementia praecox oder Schizophrenie eine ganze Gruppe von Krankheiten zusammen, die sich scharf von vielen anderen Formen des Kraepelinschen Systems unterscheiden lassen; sie haben viele gemeinsame Symptome und eine gemeinsame Richtungsprognose; ihre Zustandsbilder aber können äußerst verschieden sein". Auch Kraepelin (1913/p. 667) betont in der achten Auflage seines Lehrbuchs "die Verschiedenartigkeit der klinischen Bilder", schließt aber nicht aus, daß "den auseinanderweichenden Formen nicht schließlich doch der gleiche Krankheitsvorgang zugrunde liegt, nur mit verschiedenartigem Angriffspunkte und in wechselnder Verlaufsart".

Die klinische Heterogenität stand also den schizophrenen Psychosen schon bei der Namensgebung Pate. Daneben stand die Erwartung, doch noch zu einer Beschreibung "wirklicher Krankheitsformen" vorzustoßen, wie Kraepelin noch 1918 programmatisch formulierte. In diesem Begriff konvergieren die Mittel der klinischen Psychiatrie – psychopathologische Beschreibung und Verlaufsbeobachtung – mit den Ergebnissen pathoätiologischer Forschung; "wirkliche Krankheitsformen" ließen sich klinisch und pathogenetisch unterscheiden. Die hiermit eingeklagten pathoätiologischen Befunde sollten jedoch nicht identifiziert werden; schizophrene Psychosen wurden 40 Jahre später bei K. Schneider (1959) auf eine klinische Konvention und der Anspruch auf eine Beschreibung ihrer körperlichen Ursachen auf die Somatosehypothese reduziert.

Tatsächlich wird die Somatosehypothese K. Schneiders durch eine Fülle von psychopathologischen, epidemiologischen und biologischen Befunden gestützt (Mundt, 1991). Hierzu gehören insbesondere die charakteristischen psychopathologischen Bilder mit den "Symptomen 1. Ranges" und die stabile Inzidenzrate, die schizophrene Psychosen quer über alle Kulturen ausweisen (Jablensky und Sartorius, 1988). Gleiches ist für die cerebralen Veränderungen festzuhalten, die in Form einer Erweiterung der Liquorräume oder Auffälligkeiten in den Frontal- und Temporallappen in zahlreichen Studien mit bildgebenden Verfahren (Übersicht bei: Buchsbaum, 1990; Shelton und Weinberger, 1987), aber auch in pathoanatomischen Untersuchungen (Übersicht bei: Bogerts, 1993) nachgewiesen wurden. Umgekehrt verweist die Vielzahl der hier nur summarisch aufgeführten Befunde auf die Heterogenität schizophrener Psychosen.

Sauer (1990) hat jüngst die klinische Heterogenität schizoaffektiver Psychosen dargestellt. Nachdem schizoaffektive Psychosen symptomatologisch zwischen schizophrenen und affektiven Psychosen stehen, wäre klinisch zu erwarten, das sich hier die Charakteristika beider Psychoseformen amalgamieren. Dies sei jedoch nur bedingt der Fall. Vielmehr könnten psychopathologisch schizodepressive von schizomanischen Zustandsbildern getrennt werden; während schizodepressive Syndrome eher in die Nachbarschaft schizophrener Psychosen rückten, würden bei den schizomanischen Bildern die Gemeinsamkeiten mit den affektiven Psychosen überwiegen. Diese Differenzierung konnte in mehreren Validierungsstudien anhand epidemiologischer Daten, Verlauf und Ausgang der Psychosen, der genetischen Belastung, prämorbiden Persönlichkeit und therapeutischen Ansprechbarkeit bestätigt werden. Allerdings blieben diese Ergebnisse vorläufig, da die genannten Variablen mit Ausnahme der genetischen Belastung ätiopathogenetisch ohne Relevanz seien. Mit Sauer (1990) ist hier jedoch weiter zu fragen, inwiefern so unspezifische Größen wie es Verlauf und Ausgang sind, überhaupt umschriebenen biologischen Veränderungen, wie Störungen einzelner Transmittersysteme, diskreter Hirnareale oder cerebraler Systeme entsprechen können.

Die Heterogenität schizophrener Psychosen ist also auch die Heterogenität der zu ihrer Beschreibung eingesetzten Größen. Alle heute zur Verfügung stehenden Parameter: neuropsychologische Leistungen, morphologische und funktionelle cerebrale Veränderungen, selbst molekularbiologische Befunde oder Ergebnisse zur familiären Belastung aus Familienuntersuchungen bilden mehr oder weniger heterogene Phänomene ab. Besonders offenkundig wird dies für neuropsychologische Leistungen und funktionelle cerebrale Veränderungen, die beide zustandsabhängigen Variationen unterliegen.

Morphologische Veränderungen beschränken sich nicht auf ein bestimmtes Hirnareal, neben temporalen (Jakob und Beckmann, 1986; Heckers et al., 1991) wurden auch frontale Veränderungen (Benes et al., 1991) beschrieben. Auch die molekularbiologischen Befunde ergeben kein einheitliches Bild (Risch und Merikangas, 1993). Zu den Familienuntersuchungen sei hier lediglich der Befund von Maier et al. (1993) zitiert, der unter Angehörigen schizophren Erkrankter sowohl das Erkrankungsrisiko gegenüber schizophrenen Psychosen als auch unipolaren Depressionen signifikant erhöht fand.

Diese Befunde lassen sich auf zweierlei Weise interpretieren: methodisch, als Ausdruck der Verbesserungswürdigkeit zeitgenössischer Untersuchungsverfahren, und inhaltlich, als indirekter Hinweis auf die Heterogenität schizophrener Psychosen. Allerdings vermag die letzte Schlußfolgerung formal kaum zu überzeugen, da die Beschreibung wechselnder, inkonstanter – "negativer" – Ergebnisse nicht zwangsläufig – "positiv" – auf die Heterogenität schizophrener Psychosen schließen läßt.

Diese Feststellung leitet zu zwei Fragen: Erstens, welche Befunde erlauben eigentlich die Feststellung von Heterogenität? Zweitens, unter welchen methodischen Vorgaben kann ein heterogenes Phänomen, hier schizophrene Psychosen, untersucht werden? Buchsbaum und Rieder (1979) haben anhand eines Simulationsexperimentes und einer Metaanalyse von 14 klinischen Studien die Auswirkungen der klinischen Heterogenität schizophrener Psychosen im Hinblick auf den Nachweis einer verringerten Aktivität der Monoaminooxydase in den Thrombozyten untersucht: In dem Simulationsexperiment wurde der Nachweis einer fiktiven Veränderung ("Enzym-M-Defizit" bei schizophrenen Psychosen) in Abhängigkeit von der Größe der Untersuchungsgruppe und der Häufigkeit des Merkmales analysiert. Die Ergebnisse sind in Abbildung 1.1 wiedergegeben: Liegt ein Enzymdefekt bei 20% der Patienten vor, würde erst eine Stichprobe von mehr als 200 Patienten mit 95% Wahrscheinlichkeit tatsächlich ein positives Ergebnis erbringen! Schon der Nachweis einer bei 50% der Patienten auftretenden Störung würde eine Stichprobengröße von 40 Patienten erfordern; erst Veränderungen, die bei 70-80% der Patienten sichtbar sind, könnten mit klinisch "gängigen" Stichprobengrößen von 20 Patienten sicher nachgewiesen werden.

Abbildung 1.1: Nachweiswahrscheinlichkeit in Abhängigkeit von der Häufigkeit eines Merkmales (in Prozent) und der Stichprobengröße. Angegeben sind die Zusammenhänge für eine Nachweiswahrscheinlichkeit von 95% und 50%. (Nach Buchsbaum und Rieder, 1979)

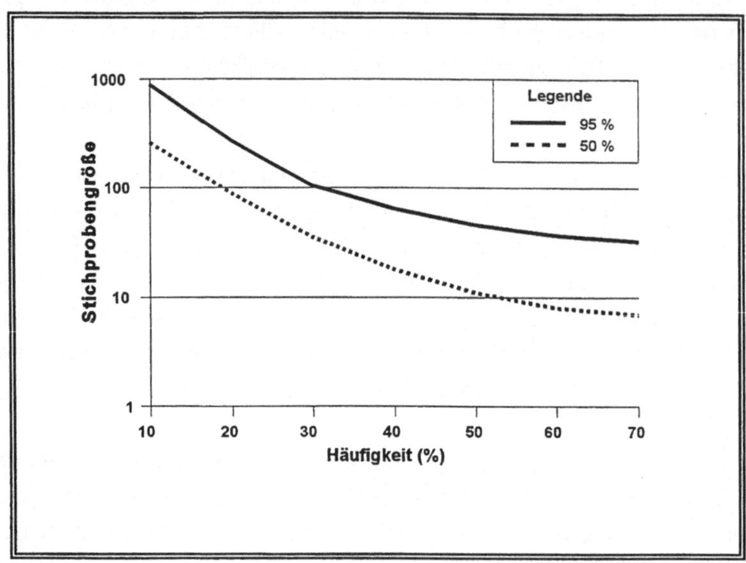

In einem zweiten Schritt haben Buchsbaum und Rieder bereits veröffentlichte Studien einer Metaanalyse unterzogen. Zehn oder 71% der 14 Untersuchungen hatten ein positives Ergebnis erbracht. Nach Durchsicht der Studienprotokolle und der Originaldaten waren die divergierenden Ergebnisse kaum als methodenimmanent zu verwerfen, sondern am ehesten auf eine heterogene Verteilung des Merkmals zu beziehen: Durchschnittlich hatten 31 Patienten an jeder Studie teilgenommen, so daβ nach dem Graph in Abbildung 1.1 lediglich 45% der schizophren Erkrankten zu den Merkmalsträgern gehörten. Darüber hinaus waren Verteilung und Varianz der Monoaminooxydaseaktivität der Patienten- gegenüber der gesunden Kontrollgruppe verändert. Auch diese Befunde entsprachen der vermuteten klinischen Heterogenität schizophrener Psychosen. Buchsbaum und Rieder (1979) folgern, daß die einfache Gegenüberstellung schizophren Erkrankter und gesunder Probanden kaum der Heterogenität schizophrener Psychosen genügen könne. Selbst mit vergröβerten Untersuchungsgruppen oder einer verbesserten Meβtechnik sei dem Problem der Heterogenität nur bedingt zu begegnen. Stattdessen seien neue methodische Ansätze gefordert: Hierzu gehöre neben einer Auswahl solcher Patienten, bei denen die fragliche Veränderung in besonderer Ausprägung vorliegt, vor allem die Bildung klinischer Subgruppen.

Die geforderten klinischen Subgruppen lassen sich anhand psychopathologischer Modelle bilden. Das dabei angelegte Modell sollte schizophrene Psychosen differenzieren, ohne ihre klinische Komplexität über Gebühr zu reduzieren. Im folgenden Abschnitt werden diese Anforderungen stellvertretend anhand der in zahlreichen Studien angewandten Typ I/Typ II Dichotomie schizophrener Psychosen diskutiert. Von der Kritik an der Typ I/Typ II Dichotomie ausgehend, soll dann die Einteilung der chronischen Schizophrenien in drei Subsyndrome entwickelt werden.

1.1 Die Typ I/Typ II Dichotomie schizophrener Psychosen

In der Mehrzahl der psychopathologischen Schizophreniemodelle werden Negativ- oder Defektsymptome den Akut- oder Produktivsymptomen gegenübergestellt. Mit Saß (1989) kann diese dichotome Einteilung im deutschsprachigen Raum auf Berze zurückverfolgt werden, der 1914 erstmals eine scharfe Grenze zwischen Prozeβ- und Defektsymptomen zog. Erstere seien als direkter Ausdruck der psychotischen Aktivität zu werten, während Defektsymptome erst im Verlauf bei einem Teil der Patienten entstünden. Vergleichbare Insuffizienzhypothesen seien auch bei anderen Autoren, wie Conrad (1958), Huber (1966) und Janzarik (1959) zu finden. So stellt Janzarik (1988) "Entgleisungen der Dynamik" der "dynamischen Insuffizienz" gegenüber: Während Entgleisungen der Dynamik primär aus dem psychotischen Geschehen resultierten, handele es sich bei der dynamischen Insuffizienz um ein durch die Entwicklung der Persönlichkeit vorgegebenes Defizit, das erst durch die Psychose aufgedeckt werde.

Auch die von Crow (1980 und 1985) vorgelegte Typ I /Typ II Dichotomie unterscheidet schizophrene Psychosen entlang des Auftretens residualer Veränderungen. Die Extreme wurden als "Positiv-" und "Negativsymptomatik" bezeichnet; Begriffe, die sich nach Berrios (1985) auf H. Jackson zurückverfolgen lassen. In drei klinischen Erhebungen untersuchte die Arbeitsgruppe "Positiv-" und "Negativsymptome" im Hinblick auf Erweiterungen der Liquorräume (Johnstone et al., 1976), Ansprechen auf die neuroleptische

Medikation (Johnstone et al., 1978) sowie – in einer pathoanatomischen Studie – Dichte der D_2 Dopaminrezeptoren (Owen et al., 1978). Die Ergebnisse lassen sich in folgende Hypothesen verdichten (Tabelle 1.1.1):

Tabelle 1.1.1: Typ I/Typ II Dichotomie nach Crow (1985).

	Typ I	**Typ II**
charakteristische Symptomatik	Wahnbildungen, Halluzinationen (Positivsymptomatik)	affektive Verflachung, Antriebsminderung (Negativsymptomatik)
Ansprechen auf die neuroleptische Therapie	gut	unbefriedigend
Prognose	restitutio ad integrum möglich	meist chronischer Verlauf
kognitive Störungen	nicht nachweisbar	in einigen Fällen nachweisbar
Dyskinesien	nicht nachweisbar	in einigen Fällen nachweisbar
ätiologische Hypothese	erhöhte Anzahl der D_2 Dopaminrezeptoren	Zellverluste in temporalen Strukturen

Andreasen (1982 und 1984) legte zwei Skalen zur operationalisierten Erfassung der Positiv- und Negativsymptomatik vor, die eine Einteilung schizophrener Psychosen in einen "positiven", "negativen" und "gemischten" Typ erlauben. Die von ihrer Arbeitsgruppe in einer Serie von Studien erhobenen Ergebnisse entsprechen weitgehend den von Crow (1980 und 1985) beschriebenen Befunden. Insbesondere konnte Andreasen (1990) zeigen, daß Negativsymptome mit einer unbefriedigenden sozialen Adaptation bei einem schleichenden Beginn der psychotischen Erkrankung vergesellschaftet sind.

Demnach bildet die Typ I/Typ II-Dichotomie ein einfaches und falsifizierbares psychopathologisches Modell, das einen hohen Erklärungswert besitzt. Die

Typ I/Typ II Dichotomie schreibt die Entwicklung psychopathologischer Defizienzmodelle fort, in dem auch biologische Befunde wie die Erweiterung der Liquorräume im Computertomogramm Berücksichtigung finden. Hier bleibt allerdings anzumerken, daß Andreasen et al. (1990) in einer Replikationsstudie an 110 schizophren Erkrankten den Zusammenhang zwischen Negativsymptomatik und Erweiterung der Liquorräume nicht sicher bestätigen konnten: Zwar zeigten die Patienten mit einer "negativen" Schizophrenie die größten Liquorräume im CCT, doch verfehlte diese Veränderung infolge einer erhöhten Varianz bei den chronisch Schizophrenen das Signifikanzniveau.

Die Kritik an der Typ I/Typ II Dichotomie entwickelt sich aus drei Beobachtungen:

1. Negativsymptome sind nicht spezifisch für die Typ II-Schizophrenie, sondern treten sowohl in Abhängigkeit von Positivsymptomen als auch bei anderen psychiatrischen Erkrankungen auf (Carpenter et al., 1985; Mundt et al., 1989).
2. Die Typ II-Schizophrenie bildet keine nosologische Einheit, da ihre klinischen Charakteristika nicht interkorreliert sind (Andreasen et al., 1990; Kolakowska et al., 1985; Schröder et al., 1992a).
3. Morphologische und funktionelle Veränderungen betreffen unterschiedliche Hirnareale und -funktionssysteme (Bogerts, 1993; Buchsbaum, 1990), ohne daß die Typ I/Typ II Dichotomie die Komplexität dieser Veränderungen adäquat erklären könnte.

Daß Negativsymptome nicht für eine unabhängige psychopathologische Dimension stehen, wird schon aus der Feststellung von Andreasen (1990) deutlich, die neben "positiven" und "negativen" Schizophrenien auch eine Schizophrenie mit gemischter Symptomatik unterscheidet. Hierunter fielen die Verläufe, die keinem der beiden Prototypen entsprachen. Allerdings bleibt die genaue Zuordnung zu einer der Kategorien unsicher, so daß Andreasen et al. (1990) mehrere Zuordnungsmöglichkeiten alternativ eingesetzt haben. Der Zusammenhang zwischen "Positiv-" und "Negativsymptomatik" wird auch aus einer Studie von Rosen et al. (1984) deutlich, die bei 37 Patienten mit paranoiden und undifferenzierten Verläufen i. S. der Feighner- Kriterien (Feighner et al., 1972) "Positiv-" und "Negativsymptomatik" miteinander korreliert fanden. Ferner konnte die Studie zeigen, daß Patienten mit Beginn einer psychotischen Reexzerbation sowohl eine Verschlechterung der "Positiv-" als auch der "Negativsymptomatik" erlitten. Nach Häfner und

Maurer (1991) markieren Negativsymptome den Beginn der Erkrankung und können oft sogar mehrere Jahre vor Ausbruch der akutpsychotischen Symptomatik nachgewiesen werden. Klosterkötter (1988) identifizierte Übergangsreihen, in denen die Entwicklung der schizophrenen Akutsymptomatik aus zunächst uncharakteristischen Basissymptomen i. S. Hubers (1966) verständlich wird.

Gleichzeitig werden Negativsymptome auch bei anderen psychiatrischen Erkrankungen, vor allem affektiven Psychosen und neurotischen Störungen beobachtet (Kröber et al., 1994; Mundt et al., 1989). Selbst Basisstörungen, wie sie bei reinen Residualzuständen typischerweise auftreten, erlauben im Querschnittsbefund keine eindeutige Diagnose (Huber et al., 1979). Carpenter et al. (1985) unterscheiden deshalb primäre von sekundären Negativsymptomen: Seien primäre Negativsymptome unmittelbarer Ausdruck eines Defizienzsyndromes, resultierten sekundäre Negativsymptome aus einer Reihe anderer Bedingungen wie persistierender Positivsymptomatik, Nebenwirkungen der neuroleptischen Behandlung oder sozialer Deprivation. Offenbar stellen sich hier zwei Alternativen: entweder die Negativsymptomatik als ein breites, unspezifisches Phänomen zu definieren oder lediglich auf eine Minderheit der schizophrenen Psychosen anzuwenden. Damit kann die Negativsymptomatik die Heterogenität chronischer Schizophrenien nur bedingt erklären.

Auch die zweite Hypothese weist in die gleiche Richtung: die klinischen Charakteristika chronischer Schizophrenien mit vorwiegender Negativsymptomatik sind nicht interkorreliert, wie es einem einheitlichen Syndrom entsprechen würde. Zwar sind Patienten mit einer überwiegenden Negativsymptomatik durch eine unbefriedigende prämorbide Adaptation, geringes Ansprechen auf eine neuroleptische Behandlung, Minderung der intellektuellen Fähigkeiten und erweiterte Liquorräume charakterisiert, doch lassen sich nur für einen Teil der Variablen signifikante Interkorrelationen nachweisen (Kolakowska et al., 1985; Schröder et al., 1992a). Gleichzeitig erreichen die genannten Variablen die größte Varianz bei den Patienten mit einer Negativ- im Vergleich zu denen mit einer überwiegenden Positivsymptomatik (Andreasen et al., 1990). Beide Befunde zeigen, daß die Negativsymptomatik auch im Spiegel der zu ihrer Charakterisierung herangezogenen klinischen Größen als heterogen zu beschreiben ist.

Im Sinne der dritten Hypothese bleibt zu fragen, inwiefern die Typ I/Typ II Dichotomie die Heterogenität cerebraler Veränderungen erklären kann: Zahlreiche Studien zeigen, daß sich morphologische und funktionelle cerebrale Veränderungen nicht auf ein diskretes Hirnareal beschränken, sondern gleichermaßen in den Frontal- und Temporallappen sowie den Basalganglien nachweisbar sind (Übersicht bei: Bogerts, 1993; Buchsbaum, 1990). Netzwerkmodelle zur Hirnfunktion gehen von einer hochgradigen Vernetzung unterschiedlicher Hirnareale aus (Übersicht bei: Churchland und Sejnowski, 1992; Spitzer, 1997). Falsizierbare Modelle der Hirnfunktion liegen für wichtige neuropsychologische Leistungen oder gar schizophrene Psychosen bisher noch nicht vor. Dennoch erscheint es wenig plausibel, daß cerebrale Dysfunktionen ausschließlich in zwei psychopathologische Syndrome münden sollen wie von der Typ I/ Typ II Dichotomie impliziert. Die Typ I/ Typ II Dichotomie wird damit der Komplexität cerebraler Veränderungen nur bedingt gerecht.

In neueren psychopathologischen Studien (Arndt et al., 1991; Liddle, 1987a; Schröder et al., 1992a) wurde die Symptomatik der chronischen Schizophrenie faktorenanalytisch auf ihre möglichen Subdimensionen untersucht. Eine zweifaktorielle, dichotome Faktorenstruktur i. S. der Typ I/Typ II Dichotomie ergab sich nicht; vielmehr wurden in der überwiegenden Mehrzahl der Studien drei Faktoren oder Subsyndrome identifiziert: das chronisch wahnhafte Subsyndrom mit ausgeprägter wahnhafter und halluzinatorischer Symptomatik, das chronisch asthenische mit prononcierter Negativsymptomatik und das chronisch desorganisierte Subsyndrom mit persistierenden formalen Denkstörungen und Antriebssteigerung. Besonderes Gewicht erfahren die Ergebnisse dadurch, daß verschiedene Untersuchungsinstrumente zur Erfassung der psychopathologischen Symptomatik, darunter auch die von Andreasen (1982 und 1984) ursprünglich zur Erhebung der "Positiv-" und "Negativsymptomatik" konzipierten Skalen eingesetzt wurden. Zudem kamen selbst Studien in so unterschiedlichen Kulturkreisen wie Europa (Liddle, 1987a; Schröder et al., 1992a), Indien (Kulhara et al., 1986) oder den USA (Andreasen et al., 1995; Arndt et al., 1991) zu vergleichbaren Ergebnissen.

Naheliegend ist die Hypothese, daß die drei Subsyndrome nicht nur der psychopathologischen Heterogenität chronischer schizophrener Psychosen, sondern auch der Vielzahl der für sie charakteristischen klinischen, morphologischen und funktionellen cerebralen Veränderungen entsprechen.

Umgekehrt ist zu erwarten, daß gerade die funktionellen cerebralen Störungen weniger einzelne, diskrete Hirnareale betreffen, sondern ein insgesamt verändertes Aktivitätsmuster konstituieren. Schließlich wäre zu zeigen, daß dieses veränderte Aktivitätsmuster mit den neuropsychologischen Charakteristika der Subsyndrome korrespondiert. Damit würde auch die zunächst formulierte Annahme – quasi in Form einer "Gegenprobe" – gestützt.

An dieser Stelle erhebt sich eine methodische Frage: Wie kann der Zusammenhang zwischen psychopathologischen Subsyndromen mit klinischen, morphologischen oder funktionellen Veränderungen überhaupt untersucht werden? Grundsätzlich sind zwei Möglichkeiten denkbar:

1. Die Berechnung von Korrelationskoeffizienten zwischen Subsyndromscores und den genannten Variablen.
2. Der Vergleich von Subgruppen mit überwiegend wahnhafter, asthenischer und desorganisierter Symptomatik, die anhand der Subsyndrome identifiziert wurden.

Die erste Möglichkeit, der direkte Vergleich zwischen Subsyndromen und den zur Diskussion stehenden Variablen wurde von Liddle et al. (1992) oder Kaplan et al. (1993) gewählt. Dieser Weg ist jedoch mit einem methodischen Nachteil verbunden: Psychopathologische Symptome können nur bei schizophren Erkrankten erhoben werden, nicht aber bei gesunden Probanden, für die psychopathologische Symptome nicht definiert sind. Sollen also die Ergebnisse mit denen einer gesunden Kontrollgruppe verglichen werden, ist die zweite Möglichkeit, die eine Differenzierung der Patientenstichprobe anhand der Subsyndrome vorsieht, vorzuziehen. Zudem beschränkt sich dieses Verfahren nicht auf die bloße Zuordnung einer Veränderung zu einem Subsyndrom, sondern gibt auch die Verteilung der fraglichen Befunde wieder. Mögliche Überlappungen zwischen den Subsyndromen können so genauer erfaßt werden. In der vorliegenden Studie wurde deshalb die zuletzt genannte Alternative zur Datenanalyse gewählt.

1.2 Ausgangshypothesen und Aufbau der vorliegenden Studie

Die Ausgangshypothesen der vorliegenden Untersuchung lauten:

1. Psychopathologisch lassen sich drei Subsyndrome der chronischen Schizophrenie unterscheiden. Diese Subsyndrome können die Heterogenität der chronischen Schizophrenie zumindest teilweise erklären, indem sie sich unterschiedlich zu den klinischen, neuropsychologischen und computertomographischen Charakteristika dieser Erkrankung verhalten.

2. Mit der Positronen-Emissions-Tomographie (PET) kann gezeigt werden, daß die Subsyndrome weniger regionalen Störungen in diskreten Hirnarealen, denn einem insgesamt veränderten Aktivitätsmuster entsprechen.

3. Das veränderte Aktivitätsmuster korrespondiert in erster Näherung mit den klinischen und neuropsychologischen Charakteristika der Subsyndrome.

Diese Hypothesen machten die Durchführung von vier Untersuchungen erforderlich: In zwei klinischen Studien wurden die Subsyndrome auf ihre psychopathologische Symptomatik und klinischen Charakteristika untersucht. Zusätzlich wurde in der ersten klinischen Untersuchung ein CCT und in der zweiten klinischen Untersuchung eine neuropsychologische Testung durchgeführt. Darüber hinaus wurden in beiden klinischen Untersuchungen neurologische soft signs (NSS) erhoben. Hierfür war eine entsprechende Untersuchungsskala neu zu konstruieren, nachdem ein geeignetes Instrument in der Literatur nicht beschrieben war.

An die geplante PET-Untersuchung stellten sich zwei Anforderungen: Zur Kontrolle der kognitiven Aktivität unter den Untersuchungen galt es eine neuropsychologische Aufgabe einzusetzen, die kein einzelnes Subsyndrom bevorzugt. Gleichzeitig setzte der Vergleich einzelner Subsyndrome die Untersuchung einer ausreichend großen Patientenstichprobe voraus. Eine entsprechende PET-Studie konnte in Zusammenarbeit mit Prof. M. S. Buchsbaum an der University of California/Irvine durchgeführt werden. Diese Untersuchung zielte damit vor allem auf eine Bestätigung der zweiten Hypothese.

Die dritte Hypothese kann zunächst anhand der so erhobenen klinischen, neuropsychologischen und PET-Befunde diskutiert werden. Unabhängig davon wurde die Frage der Kohärenz der fraglichen Veränderungen anhand einer weiteren Untersuchung mit der funktionellen Magnetresonanztomographie (fMRT) überprüft.

2 Psychopathologische und klinische Untersuchungen

Im klinischen Teil der Studie wurden die Subsyndrome der chronischen Schizophrenie auf ihre psychopathologischen, klinischen, neuropsychologischen und computertomographischen Charakteristika untersucht. Eine solche Untersuchung wäre von ihrem Umfang her schon aus methodischen und technischen Gründen an einer einzigen Patientengruppe kaum durchführbar gewesen. Die Studie wurde deshalb in zwei Einzeluntersuchungen an jeweils 50 Patienten gegliedert.

In beiden klinischen Untersuchungen wurden die wesentlichen klinischen Charakteristika und die psychopathologische Symptomatik standardisiert erhoben; während sich die erste Untersuchung weiter auf die Beziehung zwischen den Subsyndromen und morphologischen Veränderungen im CCT konzentrierte, wurden in der zweiten Untersuchung vor allem neuropsychologische Defizite berücksichtigt. Gleichzeitig machte die doppelte Erhebung der psychopathologischen Symptomatik eine Überprüfung der in der ersten Untersuchung gewonnenen psychopathologischen Ergebnisse anhand der zweiten Patientenstichprobe möglich.

Bei der Auswahl der Untersuchungsvariablen für die erste, "computertomographische" Untersuchung wurden die in der Literatur zur Typ I/Typ II- Dichotomie diskutierten Variablen berücksichtigt. Hierzu gehörten Negativsymptomatik, Behandlungsergebnis, prämorbide Adaptation und die Verlaufsindikatoren schizophrener Psychosen, sowie NSS und CCT-Veränderungen.

In der zweiten, "neuropsychologischen" Untersuchung konzentrierten wir uns auf Gedächtnis- und Aufmerksamkeitsleistungen, da selbst eine Prüfung der Mehrzahl der in der Schizophrenieforschung diskutierten neuropsychologischen Leistungen das Studiendesign gesprengt hätte. Obwohl Gedächtnisstörungen in der klassischen psychopathologischen Literatur nur am Rande erwähnt wurden (Kraepelin, 1913; Bleuler, 1911), belegen klinische Studien ihr Vorkommen und ihre Bedeutung bei schizophrenen Psychosen (Goldberg et al., 1993; McKenna et al., 1990). Besonderen Reiz gewinnt die Untersuchung mnestischer Leistungen dadurch, daβ für diese Leistungsbereiche erste physiologische Modellvorstellungen bestehen, deren Diskussion die eigenen Untersuchungen mit funktionellen bildgebenden Verfahren vorzubereiten half.

In jeder klinischen Untersuchung stellt sich die Frage, inwiefern die erhobenen Merkmale erst durch die Behandlung – hier vor allem durch die neuroleptische Therapie – entstanden sein könnten. Eine endgültige Beantwortung dieser Frage ist kaum möglich, da schizophrene Psychosen selbst zu den Veränderungen führen können, für die gleichzeitig ein Einfluß der neuroleptischen Therapie denkbar ist. Andererseits wurden neuropsychologische Defizite, NSS, ja selbst morphologische Veränderungen bei schizophrenen Psychosen schon lange vor Einführung der neuroleptischen Therapie beobachtet. Um den Zusammenhang zwischen den Untersuchungsvariablen und der neuroleptischen Behandlung weiter zu klären, haben wir in beiden Studien die neuropsychologischen Leistungen und die NSS im klinischen Verlauf, also bei Aufnahme und unter neuroleptischer Therapie, untersucht.

2.1 Stichproben und Methode

2.1.1 Patientengruppen und gesunde Probanden

Die untersuchten Patienten wurden auf der Station Mayer-Gross, einer Aufnahmestation der psychiatrischen Universitätsklinik Heidelberg, stationär behandelt und konsekutiv für beide klinischen Studien rekrutiert. An beiden Untersuchungen nahmen je 50 nach DSM-III (APA,1980) diagnostizierte Patienten teil (Tabelle 2.1.1). Entsprechend der DSM-III Verlaufsklassifikation bestand bei 27 bzw. 31 Patienten eine chronische Schizophrenie, während bei 16 bzw. 7 eine remittierende Verlaufsform gegeben war. Bei sieben bzw. vier der Patienten war zunächst eine schizophreniforme Störung anzunehmen. Nachdem die Mehrzahl dieser Patienten seit Beginn der Untersuchungen in den Jahren 1989 und 1991 erneut erkrankten und die DSM-III Schizophreniekriterien erfüllten, wurden diese Patienten in den Gesamtstichproben belassen. Im Rahmen der ersten klinischen Untersuchung wurden die NSS zusätzlich bei 34 gesunden Probanden erhoben; für die zweite klinische Untersuchung wurden zwölf gesunde Probanden zur Kontrolle der neuropsychologischen Befunde rekrutiert. Die Rekrutierung der gesunden Probanden erfolgte durch öffentlichen Aushang.

Das Durchschnittsalter der Patientengruppen betrug 32 ± 11,0 und 32 ± 9,0 Jahre; das der gesunden Kontrollgruppen 26 ± 3,2 bzw. 27 ± 1,7 Jahre.

Hirnorganische Erkrankungen, Suchten und Läsionen des peripheren Neurons galten als Ausschlußkriterien.

Tabelle 2.1.1: Die Untersuchungsgruppen im Vergleich. An beiden klinischen Studien nahmen je 50 nach DSM-III diagnostizierte schizophren Erkrankte teil. Die Kontrollgruppen setzten sich aus 34 bzw. 12 gesunden Probanden zusammen.

	computertomographische Studie	**neuropsychologische Studie**
N (Patienten)	50	50
N (ges. Probanden)	34	12
Alter (Patienten)	32 ± 11,0	32 ± 9,0
Alter (ges. Probanden)	26 ± 3,2	27 ± 1,7

Die Pharmakotherapie der Patienten richtete sich ausschließlich nach den individuellen Erfordernissen. Die überwiegende Mehrzahl der Patienten erhielt initial hochpotente Neuroleptika vom Butyrophenontyp; zur Prophylaxe extrapyramidaler Nebenwirkungen wurde Biperiden verordnet. Insgesamt 21 und 19 der in beiden Studien untersuchten Patienten wurden auf Clozapin eingestellt, nachdem unbeherrschbare extrapyramidale Nebenwirkungen auftraten oder die Symptomatik auf konventionelle Neuroleptika nur unzureichend ansprach.

2.1.2 Studiendesign

In beiden klinischen Studien wurden die Patienten im Verlauf zu drei Zeitpunkten, bei Aufnahme, am siebten Behandlungstag, sowie nach Remission der Akutsymptomatik vor Entlassung, untersucht (Tabelle 2.1.2). Mit der Aufnahmeuntersuchung wurde die Akutsymptomatik, mit der Wiederholungsuntersuchung am siebten Behandlungstag die Symptomatik nach Initialisierung der neuroleptischen Therapie erhoben. Der Vergleich beider Werte läßt demnach auch Rückschlüße auf die Geschwindigkeit des Ansprechens der Symptomatik auf die Therapie zu. Dagegen wurde für die letzte Untersuchung kein fester Zeitraum vorgegeben. Bis zur Remission der Akutsymptomatik können unterschiedlich lange Zeiträume vergehen; insbesondere kann die Remission psychotischer Exazerbationen durch externe Faktoren – psychosoziale Belastungen, interkurrente Erkrankungen, Nebenwirkungen, oder mangelnde Kompliance – erheblich verzögert werden. Da diese Faktoren in ihrer Mehrzahl zumindest als nicht-direkt morbogene einzustufen sind, war ihr Einfluß in der vorliegenden Untersuchung durch die Definition eines variablen Zeitpunktes für die Remissionsuntersuchung zu minimieren.

Zu allen drei Untersuchungszeitpunkten wurde der psychopathologische Befund mit der "Brief Psychiatric Rating Scale" (BPRS/ Overall und Gorham, 1962) und die NSS mit der Heidelberger NSS-Skala (Schröder et al., 1993a) erhoben. Damit wurden in beiden klinischen Studien die psychopathologischen Basisdaten in übereinstimmender Weise gewonnen.

Tabelle: 2.1.2: Studiendesign. Sowohl in der neuropsychologischen als auch in der computertomographischen Studie wurden der psychopathologische Befund und die NSS im Verlauf bei Aufnahme, am 7. Behandlungstag und nach Remission der Akutsymptomatik erhoben. Auch die neuropsychologische Testung wurde im Verlauf wiederholt. Die CCT wurden durchgeführt, sobald der Gesamtzustand der Patienten die Untersuchung möglich machte.

	bei Aufnahme	**am 7. Behandlungstag**	**nach Remission**
CCT-Studie			CCT vor Entlassung
Neuropsychologische Studie	neuropsychologische Testbatterie		neuropsychologische Testbatterie
beide Studien	BPRS und NSS	BPRS und NSS	BPRS und NSS

Die BPRS gehört zu den weitverbreitetsten psychopathologischen Skalen überhaupt. Diese Skala wurde ausgewählt, da sie eine Vergleichbarkeit mit anderen Studien am ehesten gewährleistet und aufgrund ihrer relativ niedrigen Itemzahl eine faktorenanalytische Auswertung der Ergebnisse schon bei relativ kleinen Untersuchungsgruppen erlaubt. Die Heidelberger NSS-Skala wurde speziell für die vorliegenden Verlaufsuntersuchungen konstruiert und ist im gleichlautenden Abschnitt beschrieben.

Die Negativsymptomatik wurde zum dritten Untersuchungszeitpunkt, nach Remission der Akutsymptomatik, auf der Intentionalitätsskala (InSka/Mundt et al.,1985) protokolliert. Um eine Vergleichbarkeit mit anderen Studien zu gewährleisten, wurde zusätzlich zur InSka in der zweiten, "neuropsychologischen" Untersuchung die Scale for the Assessment of Negative Symptoms (SANS/ Andreasen, 1983) eingesetzt. Darüber hinaus wurden die bekannten Verlaufsprädiktoren schizophrener Psychosen auf der Strauss-Carpenter Skala (Strauss und Carpenter, 1974) erfaßt. In der ersten Studie wurde zusätzlich die prämorbide Adaptation auf der "premorbid adjustment scale" (Cannon-Spoor et al., 1982) beurteilt.

Reliabilität und Konstruktvalidität der InSka werden durch eine Reihe klinischer Studien dokumentiert (Mundt et al., 1989). Entsprechendes gilt für die Strauss-Carpenter Skala (Möller et al., 1986) und die "premorbid adjustment scale" (Alvarez et al., 1987).

2.1.3 Neuropsychologische Testung

Die zweite klinische Studie konzentrierte sich auf die Zusammenhänge zwischen Subsyndromen, Aufmerksamkeits- und Gedächtnisleistungen. Dudai (1989) und Squire (1986) unterscheiden ein deklaratives, ein prozedurales, sowie ein Arbeitsgedächtnis und schlagen vor, den deklarativen Anteil weiter in ein semantisches und ein episodisches Gedächtnis zu differenzieren (Abbildung 2.1.1).

Das deklarative Gedächtnis umfaßt das, was auch landläufig als Gedächtnis bezeichnet wird: die willkürliche Erinnerung an Daten, Fakten oder Lebensereignisse. Das deklarative Gedächtnis wird nach der biographischen Bedeutung seiner Inhalte in einen episodischen und einen semantischen Anteil weiter unterteilt: Speichert der episodische Teil Lebensereignisse, wird im semantischen Teil allgemeines Wissen erinnert. Plakativ verdeutlicht Dudai (1989) den Unterschied zwischen beiden Gedächtnisqualitäten: Genüge das prozedurale Gedächtnis Fragen des "how", so könne das deklarative Gedächtnis Fragen des "that" beantworten. Werde die Erinnerung an eine Reise nach Jerusalem Platz im episodischen Teil des deklarativen Gedächtnis finden, sei die Tatsache, daß Jerusalem die Hauptstadt Israels ist, im semantischen Gedächtnis verankert. Innerhalb des deklarativen Gedächtnis werden zwei Vorgänge – Speicherung und Abruf – von Gedächtnisinhalten unterschieden, die eine unterschiedliche funktionale Grundlage haben (Grafton, 1995; Tulving et al., 1994).

Abbildung 2.1.1: Einteilung der Gedächtnisleistungen in einen deklarativen und einen prozeduralen Anteil. (Nach Squire, 1986)

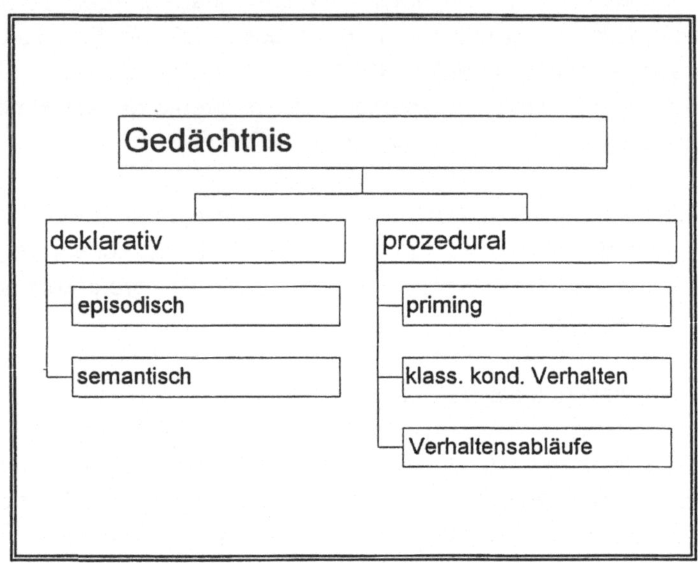

Für die Unterscheidung zwischen Kurz- und Langzeitbereich innerhalb des deklarativen Gedächtnisses nennt Squire (1986) eine funktionelle Begründung: Kurzzeitspeicherung sei in allen Hirnarealen möglich, die an kognitiven Prozessen mit Verarbeitung von Sinnesreizen beteiligt sind. Langzeitspeicherung sei dagegen an die Integrität des Dienzephalons und besonders des Hippokampus gebunden. Diese Annahme wird durch kasuistische Darstellungen (Conrad, 1953) und klinische Studien (Squire und Morgan, 1991) bei Patienten mit bilateralen hippokampalen Schädigungen bestätigt.

Das prozedurale Gedächtnis umfaßt dagegen unwillkürlich Gelerntes: Beispiele aus dem Alltagsleben für prozedurale Gedächtnisleistungen sind das Erlernen eines Musikinstrumentes oder das sich Aneignen eines Tastenschlüssels am PC. Ferner werden auch Priming-Leistungen oder klassisch konditioniertes Verhalten unter das prozedurale Gedächtnis subsumiert. Neurophysiologisch sind prozedurale Gedächtnisleistungen vor allem an die Funktion der Basalganglien und des Cerebellums gebunden.

Das Arbeitsgedächtnis versieht dagegen momentane Speicherung und Verarbeitung. Damit werden Bewußtseinsinhalte momentan verfügbar und einer kognitiven Manipulation zugänglich. Seine Funktion wird von Goldmann-Rakic (1991) deshalb auch mit der Metapher "blackboard of the mind" illustriert.

Auch wenn diese Einteilung noch kein geschlossenes Konzept mit erprobten Testverfahren bildet, wird seine Anwendbarkeit auf schizophrene Psychosen durch einzelne klinische Studien gestützt: Neuropsychologisch wurden Störungen der drei Gedächtnisanteile bei schizophrenen Psychosen beschrieben (Goldberg et al., 1988 und 1993; Granholm et al., 1993, McKenna et al., 1990 und Tamlyn et al., 1992); mit diesen Störungen korrespondierende funktionelle Auffälligkeiten konnten mit bildgebenden Verfahren im dorsolateralen präfrontalen Kortex bzw. medialen frontalen Kortex und anterioren Cingulum bei Schizophrenien identifiziert werden (Andreasen et al., 1992; Weinberger et al., 1988).

Auswahl der Testverfahren

Das deklarative Gedächtnis wurde mit dem Syndrom-Kurztest (Erzigkeit, 1986), mit den Testteilen "Gegenstände unmittelbar reproduzieren", "Gegenstände mittelbar reproduzieren" und "Gegenstände wiedererkennen", die sich unmittelbar auf Gedächtnisfunktionen beziehen, geprüft. Während der Testteil "Gegenstände unmittelbar reproduzieren" die Auffassung und das Kurzzeitgedächtnis prüft, wird in den Testteilen "Gegenstände mittelbar reproduzieren" und "Gegenstände wiedererkennen" die langfristige Gedächtniskomponente mit ihren Modi des aktiven "recall" wie auch der passiven "recognition" (Goldberg, 1988) berücksichtigt. Zur Auswertung wurden die Scores aus den jeweiligen Subtestungen gebildet. Die Testergebnisse wurden, wie von Erzigkeit (1986) vorgeschlagen, in eine vierstufige Skala transformiert, wobei ein Punktwert von 0 keine Einbußen, von 3 dagegen ausgeprägte Störungen anzeigt.

Das prozedurale Gedächtnis wurde mit dem Tower of Toronto Test (Saint-Cyr et al., 1988), der den Tower of London Test (Shallice, 1982) in der ersten Versuchsphase einschließt, erfaßt. In beiden Verfahren wird der Proband gebeten, eine komplexe Planungsaufgabe zu lösen: Bewertet wird die Fähigkeit drei (Tower of London) bzw. vier (Tower of Toronto) farblich gekennzeichnete Scheiben nach definierten Regeln zwischen zwei Positionen zu bewegen. Während beim Tower of London Test die Zahl der möglichen Züge noch übersehbar bleibt, wurde im Tower of Toronto Test die Zahl der Zugmöglichkeiten mit Einführung der vierten Scheibe deutlich erhöht. Die kleinstmögliche Zugzahl beträgt deshalb sieben für den Tower of London gegenüber 15 für den Tower of Toronto Test. Kann also beim Tower of London Test noch die Zugzahl durch logische Vorausschau optimiert werden, ist dies beim Tower of Toronto Test nicht mehr möglich. Der Tower of London Test kann deshalb als komplexe Planungs-, der Tower of Toronto Test dagegen als eigentliche prozedurale Testaufgabe betrachtet werden.

Zur Auswertung wird im Tower of London Test die Anzahl der Züge ermittelt. Beim Tower of Toronto Test wird zunächst die in jedem der acht Testdurchgänge benötigte Zugzahl protokolliert. Anschließend wird die Differenz aus der Anzahl der Versuche, bei denen das Testziel in weniger als 18 Zügen erreicht wird und der Anzahl der Versuche, bei denen 30 und mehr Züge notwendig sind, gebildet. Zu dieser Differenz wird die Zahl 10 addiert, um den entstehenden Wert stets im Bereich der natürlichen Zahlen zu halten. Eine Leistungseinbuße entspricht beim Tower of London Test hohen, beim Tower of Toronto Test dagegen niedrigen Scores.

Das Arbeitsgedächtnis wurde mit dem Wisconsin Card Sorting Test geprüft. Bei diesem weitverbreiteten Verfahren wird der Proband gebeten, Karten mit einfachen, geometrischen Symbolen entsprechend ihrer Art, Anzahl oder Farbe zu ordnen. Dabei ist der Proband aufgefordert, die Kategorien, nach denen die Karten zu sortieren sind, aus den Richtig-/Falsch-Antworten des Untersuchers zu erschließen. Neben perseverativen Fehlern, die als die zuverlässigsten Hinweise auf Störungen des Arbeitsgedächtnis gelten und nach Milner (1963) protokolliert wurden, kamen folgende Auffälligkeiten zur Bewertung:

1. Anzahl der erkannten Kategorien, wobei ein Wert von 0 bis maximal 6 möglich ist.
2. Anzahl der nicht klassifizierbaren Fehler, die Hinweise auf die Kooperation der Probanden geben.

Eine Leistungsminderung stellt sich im Wisconsin Card Sorting Test durch eine geringe Zahl erkannter Kategorien und hohe Fehlerzahl dar.

Im Vergleich zu den vorgestellten Testuntersuchungen, die sich einzelnen Gedächtniskomponenten zuordnen lassen, ist für den Benton-Test eine solche Zuordnung nur bedingt möglich. Nach Benton (1981) werden mit diesem weit verbreiteten Testverfahren sowohl visuelle und visuell-motorische Leistungen als auch das Kurzzeitgedächtnis erhoben. Zur Anwendung kam die Zeichenform des Testes, wobei zu den beiden Untersuchungszeitpunkten zwei unterschiedliche Parallelversionen eingesetzt wurden. Bewertet wurden:

1. Anzahl der Fehler beim Abzeichnen der Figuren
2. Anzahl der richtigen Reproduktionen (0 - 10)

Darüber hinaus wurde die Aufmerksamkeitsleistung mit dem Aufmerksamkeitsbelastungstest (d2-Test/ Brickenkamp, 1981) erhoben. Dies erschien notwendig, da Aufmerksamkeitsstörungen regelmäßig bei schizophrenen Psychosen auftreten und andere neuropsychologische Leistungen beeinträchtigen können (Nuechterlein und Dawson, 1984; Ulrich und Gaebel, 1987).

Mit Ausnahme des Wisconsin Card Sorting Tests wurden die genannten neuropsychologischen Leistungen im klinischen Verlauf untersucht, d.h. die Testuntersuchungen wurden bei Aufnahme sowie nach Remission der Akutsymptomatik wiederholt. Dies erschien notwendig, um mögliche Medikationseffekte identifizieren zu können. Der Wisconsin Card Sorting Test wurde lediglich nach Remission der Akutsymptomatik durchgeführt, da dieser Test aufgrund des selbst für viele gesunde Probanden nur schwerverständlichen Kategoriewechsels kaum für akutpsychotische Patienten geeignet erschien. Alle Untersuchungen wurden nach einem feststehenden Schema durchgeführt, das in Tab. 2.1.3 wiedergegeben ist.

Tabelle 2.1.3: Ablauf der neuropsychologischen Untersuchung. Die Testbatterie wurde zu beiden Untersuchungszeitpunkten angewandt; für jede Untersuchung waren insgesamt zwischen 80 und 100 Minuten (ohne Pause) zu veranschlagen.

1.	Wisconsin Card Sorting Test
2.	Tower of Toronto Test; erster Teil
3.	Syndrom-Kurztest: unmittelbares Reproduzieren
4.	Benton-Test
5.	Syndrom-Kurztest: mittelbares Reproduzieren und Wiedererkennen
	60 minütige Pause
6.	Neurologische Soft Signs (NSS)
7.	Tower of Toronto Test; zweiter Teil
8.	d2-Test

2.1.4 Neurologische Soft Signs

NSS werden als diskrete motorische und sensorische Störungen definiert. Im Gegensatz zu den bekannten neurologischen Zeichen kommt den NSS nur eine geringe Bedeutung bei der klinisch-topologischen Diagnostik zu. Dagegen wurden NSS bei schizophrenen Psychosen – bereits lange vor Einführung der neuroleptischen Behandlung – regelmäßig beobachtet (Heinrichs und Buchanan, 1988; Kraepelin, 1913; Meehl, 1989). Dennoch erscheint die Abgrenzung der NSS von neuroleptisch ausgelösten Bewegungsstörungen zunächst schwierig. Tatsächlich konnte aber gezeigt werden, daß NSS weitgehend unabhängig von extrapyramidalen Nebenwirkungen (Heinrichs und Buchanan, 1988; Schröder et al., 1992; Schröder et al., 1993a) und Spätdyskinesien (King et al., 1991) auftreten.

Zur Erfassung der NSS wurde die Heidelberger NSS-Skala eingesetzt. Die Zusammensetzung der Skala geht aus der Tabelle 2.1.4 hervor: die Untersuchungstechnik folgte den Literaturangaben. Sofern nur widersprüchliche oder unvollständige Angaben dokumentiert waren, wurden zwei verbreitete Handbücher (Bates, 1983; Schenck, 1985) der neurologischen Untersuchung herangezogen. Die Untersuchungstechnik und der Auswertemodus wurde in einem detaillierten Manual festgelegt, so daß eine Interrater-Reliabilität von r = 0,88 für die Gesamtskala erreicht wurde. Die instrumentelle Reliabilität (Cronbach's Alpha) der Gesamtskala beträgt α = 0,85 bei schizophren Erkrankten und α = 0,89 für gesunde Probanden. Der Schwierigkeitsgrad der Einzelitems bewegt sich zwischen p = 40-70%, die Trennschärfe zwischen r_{it} = 0,25 und r_{it} = 0,50 bezogen auf die Untersuchung nach Remission der Akutsymptomatik. Auffälligkeiten wurden anhand einer vierstufigen Skala mit Punkten von 0 bis 3 bewertet (abwesend, leicht, deutlich, schwer) und zu einer Gesamtsumme addiert.

Tabelle 2.1.4: Die Heidelberger NSS-Skala.

Ozeretzki's-Test
Diadochokinese
Pronation/Supination
Daumen-Finger Opposition
Artikulation
Gangbild
Seiltänzergang
Zweipunktediskrimination
Finger-Nase-Versuch
Fist-edge-palm-Test
Rechts-links-Orientierung
Graphaesthesie
Hand-Gesichts-Test
Stereognosis
Arm-Halte-Versuch
Spiegelbewegungen

Nach den Ergebnissen einer Faktorenanalyse (Schröder et al., 1992) kann die Skala in fünf Subskalen gegliedert werden:

1. motorische Koordination
2. integrative Funktionen
3. komplexe motorische Abläufe
4. rechts/links und räumliche Orientierung
5. "hard signs"

Die erste Subskala, "motorische Koordination" umfaßt die Items "Artikulation", "Ozeretzki's Test", "Pronation/Supination", "Diadochokinese" und "Daumen/Finger Opposition"; die zweite ("integrative Funktionen") die Items "Gangbild", "Seiltänzergang" und "Zweipunktediskrimination". Die dritte Subskala, "komplexe motorische Abläufe", wird durch die Items "Finger-Nase-Versuch" und "Fist-Edge-Palm-Test" gebildet, die vierte "rechts/links und räumliche Orientierung" durch die Items "Graphästhesie", "Hand - Gesichts - Test", "Rechts/Links-Orientierung" und "Stereognosis". Der "Armhalteversuch" und "Spiegelbewegungen" bilden die fünfte Subskala, "hard signs".

2.1.5 Computertomographie

Die computertomographischen Untersuchungen wurden in der Abteilung für Neuroradiologie der Universität Heidelberg (Prof. Dr. K. Sartor; Emeritus Prof. Dr. H. Betz) durchgeführt, sobald der Zustand der Patienten unter Therapie ausreichend stabilisiert war. Die Nativ-CT wurden 10° zur Orbitomeatallinie in 8mm Schichtabständen aufgenommen. Die CCT-Variablen wurden anhand der Literatur ausgewählt, und durch zwei unabhängige Untersucher (Interrater-Reliabilität $r = 0{,}85$; $p < 0.005$) unter einfachen Blindbedingungen direkt an der Bedienungskonsole des CCT erhoben. Im einzelnen kamen folgende Variablen zur Auswertung (Abbildung 2.1.2).

Die Weite der äußeren Liquorräume wurde mit der Durchschnittsweite der drei größten corticalen Sulci und der Weite des frontalen Interhemissphärenspaltes erfaßt. Die Größe der inneren Liquorräume wurde mit Hilfe der folgenden Variablen quantifiziert (Reveley et al., 1985; Vogel, 1986): Frontalhorn- und Ventrikelindex, Ventricle Brain Ratio (VBR) und Weite des III. Ventrikels. Wie aus der Abbildung ersichtlich, sind der Frontalhorn- bzw. Ventrikelindex als Quotient des Vorderhornspitzenabstandes dividiert durch den inneren Schädeldurchmesser bzw. Abstand zwischen den Capita nuclei caudati definiert. Der Ventrikelindex ist damit abhängig von zwei Größen, die selbst von einer Hirnvolumenminderung betroffen sein können. Variationen des Ventrikelindex, die mit Barr et al. (1978) auf Prozesse in den capita nuclei caudati hinweisen sollen, können deshalb nur dann sicher interpretiert werden, wenn der Frontalhornindex unverändert bleibt. Die VBR bilden ein globales Maß für die Weite der Lateralventrikel (Reveley et al., 1985; Zatz und Jernigan, 1983) und ist als prozentualer Anteil der Liquorräume an der gesamten Querschnittsfläche des Schädelbinnenraumes auf einem axialen Schnitt durch die Cella media definiert. Vergrößerungen des III. Ventrikels lassen auf Prozesse in dem benachbarten Thalamus und Hypothalamus schließen (Shelton und Weinberger, 1987).

2.2 Datenauswertung

Zur Datenauswertung wurde das Statistical Analysis System (SAS/SAS-Institute, 1985) eingesetzt.

2.2.1 NSS, neuropsychologische Defizite und mögliche Neuroleptikaeffekte

Alle untersuchten Patienten erhielten eine neuroleptische Therapie. Es war deshalb die Frage nach möglichen Neuroleptikaeffekten auf die NSS und die neuropsychologischen Defizite zu stellen. NSS und neuropsychologische Testungen wurden deshalb im Verlauf bei Aufnahme, am siebten Behandlungstag (nur NSS) und nach Remission der Akutsymptomatik wiederholt: Sollten die genannten Auffälligkeiten Folge der neuroleptischen Behandlung sein, wäre eine Verschlechterung der entsprechenden Testleistungen unter der neuroleptischen Behandlung im klinischen Verlauf zu erwarten. Umgekehrt würde eine Verminderung der NSS und der neuropsychologischen Defizite im klinischen Verlauf für einen Zusammenhang zwischen den genannten Variablen und der psychopathologischen Symptomatik sprechen. Diese Annahmen wurden varianzanalytisch überprüft.

Für die NSS erschien überprüfungswürdig, ob es sich überwiegend um eher zustandsabhängige "state"- oder aber zeitlich stabile "trait"-Variablen han-

Abbildung 2.1.2: Computertomographische Variablen. Der Vorderhornindex wird als Quotient aus dem Vorderhornspitzenabstand (A) dividiert durch den inneren Schädeldurchmesser (C) berechnet; der Ventrikelindex ist als Quotient aus dem Vorderhornspitzenabstand (A) dividiert durch den Abstand der capita nuclei caudati (B) definiert. Die Weite des frontalen Interhemisphärenspaltes (E) und des III. Ventrikels (D) sind im rechten Schema angegeben. Darüber hinaus wurde die durchschnittliche Weite der drei größten kortikalen Sulci sowie die Ventricle Brain Regio (VBR) ermittelt. (nach Vogel, 1986)

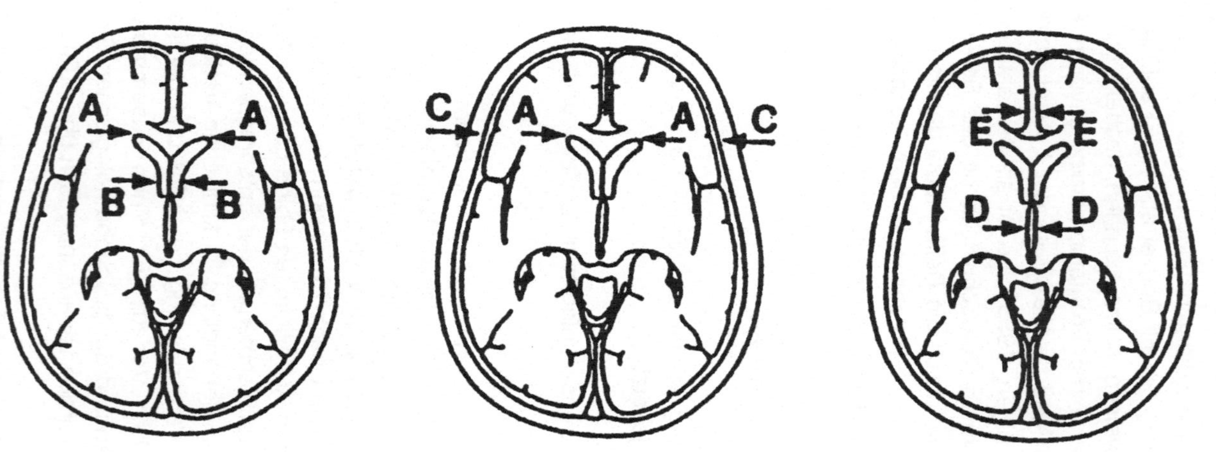

delt. Der Verlauf der NSS-Scores zwischen den drei Untersuchungszeitpunkten wurde deshalb analysiert und die NSS mit anderen, ebenfalls erhobenen state- oder trait-abhängigen Variablen korreliert.

Darüber hinaus wurde der mögliche Zusammenhang zwischen extrapyramidalen Nebenwirkungen und den NSS gezielt untersucht. Im Vergleich zu konventionellen Neuroleptika wie Haloperidol, werden extrapyramidale Nebenwirkungen unter Clozapin (Naber et al., 1989) erheblich seltener beobachtet. Diese Beobachtung legt nahe, die NSS-Scores für die Patienten, die auf konventionelle Neuroleptika eingestellt waren und denen, die Clozapin erhielten, getrennt zu ermitteln. Höhere NSS-Scores bei den unter konventionellen Neuroleptika stehenden Patienten würden für einen Zusammenhang zwischen NSS und extrapyramidalen Nebenwirkungen sprechen, während niedrigere oder gleichhohe Scores einen solchen Zusammenhang relativieren würden. Diese Annahme wurde mittels t-Test überprüft.

2.2.2 Validierung der Subsyndrome

In einem ersten Analyseschritt wurde die psychopathologische Symptomatik auf mögliche Subdimensionen, also psychopathologische Subsyndrome, untersucht. Hierzu wurde eine Faktorenanalyse (Hauptkomponentenanalyse mit VARIMAX-Rotation) über die zum Entlassungszeitpunkt erhobenen BPRS-Werte gerechnet. Die Anzahl der Faktoren wurde mit dem Scree-Test bestimmt; anhand der so identifizierten Faktoren wurden Unterskalen gebildet, indem die mit einer Ladungszahl > 0,50 auf einem Faktor ladenden BPRS- Items zu Summenwerten aufaddiert wurden. Möglich gewesen wäre auch die Berechnung von Faktorscores, in denen jeweils alle Items unter Berücksichtigung der Ladungszahlen eingehen. Im Vergleich zur Berechnung von Faktorscores verspricht das von uns gewählte Verfahren jedoch eine größere Stichprobenunabhängigkeit und damit bessere Reproduzierbarkeit der Ergebnisse durch nachfolgende Untersuchungen (Bernstein, 1988; Geider et al., 1982).

Die weiteren Untersuchungsschritte galten dem Zusammenhang zwischen BPRS-Subsyndromen und den übrigen Untersuchungsvariablen. Dabei stellten sich zwei Alternativen: Erstens, ein direktes Vorgehen mit Berechnung von Korrelationskoeffizienten zwischen BPRS-Subsyndromen und den anderen Untersuchungsvariablen, und zweitens, ein indirektes Vorgehen unter Bildung von Subgruppen anhand der BPRS-Subsyndrome, die dann untereinander im Hinblick auf die Ausprägung der einzelnen Untersuchungsvariablen verglichen werden könnten. Das direkte, korrelative Vorgehen ist jedoch mit einem methodischen Problem behaftet: Korrelationskoeffizienten zwischen BPRS- Subsyndromen und Untersuchungsvariablen können nur für Patienten berechnet werden, die überhaupt eine psychopathologische Symptomatik zeigen. Für Patienten mit remittierenden Verläufen oder gar für gesunde Probanden ist ihre Berechnung nicht möglich, da psychopathologische Symptome hier nicht erklärt – und damit nicht meßbar – sind. In der vorliegenden Studie haben wir uns deshalb für die zweite Alternative der sequentiellen Datenanalyse entschieden und die Patientengruppe anhand der BPRS-Subsyndrome in Subgruppen mit chronisch wahnhafter, chronisch asthenischer, chronisch desorganisierter und remittierter Symptomatik eingeteilt, die dann hinsichtlich der Untersuchungsvariablen miteinander verglichen wurden (Abbildung 2.2.1).

Abbildung 2.2.1: Sequentielle Datenanalyse. Im ersten Schritt wurden die Subsyndrome identifiziert, anhand derer die Patientenstichprobe in korrespondierende Patientencluster eingeteilt wurden. Abschließend wurden die Patientencluster hinsichtlich der Untersuchungsvariablen verglichen.

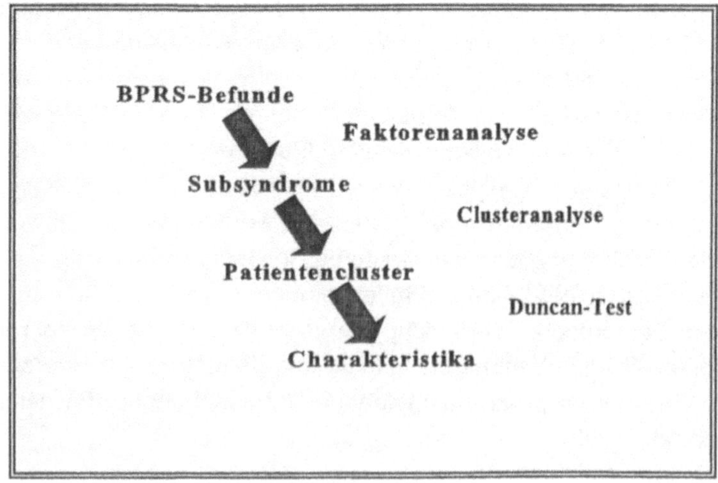

DieBildung der Subgruppen wurde mit einer Clusteranalyse mit den BPRS-Subsyndromen als Klassifikationsvariablen durchgeführt. Zur Überprüfung wurde die Einteilung der Patienten in drei Cluster mit chronischen und einem Cluster mit remittierendem Verlauf mit der DSM-III Verlaufsklassifikation verglichen.

Der Studie standen zwei unabhängige Patientenstichproben zur Verfügung. Deshalb war es möglich, die Ergebnisse der Faktoren- und der Clusteranalyse jeweils an der zweiten Stichprobe zu überprüfen. Darüber hinaus konnte die interne Konsistenz der BPRS-Faktorskalen ebenfalls in beiden Patientenstichproben ermittelt und verglichen werden.

Im letzten Analyseschritt wurden die Subsyndrome in Hinblick auf die klinischen, neuropsychologischen und computertomographischen Variablen miteinander verglichen. Mittelwerte und Standardabweichungen der Untersuchungsvariablen wurden für die Patientencluster getrennt ermittelt und varianzanalytisch auf signifikante Unterschiede geprüft. Um die Unterschiede auch zwischen den einzelnen Patientenclustern selbst zu identifizieren, wurde ein Duncan-Test durchgeführt.

Mit der sequentiellen Datenanalyse (Geider, 1995) lassen sich also psychopathologische Dimensionen als Mittelwertsunterschiede abbilden. Entwickelt wurde dieses Vorgehen mit dem Ziel, auch Daten gesunder Probanden betrachten zu können. Die Aussagekraft der Mittelwerte erschöpft sich nicht in der Darstellung von Gruppenunterschieden, vielmehr wird auch klar, auf welchen Variablen die Gruppen nicht oder nur kaum differieren. Gegenüber einem direkten, korrelativen Vorgehen ist die sequentielle Datenanalyse deshalb mit einem weiteren Vorteil verbunden: "Doppelte Dissoziationen" (Teuber, 1955), die Shallice (1988) als maßgeblich zur Interpretation neuropsychologischer Defizite empfiehlt, werden im Mittelwertvergleich unmittelbar erkennbar. Als "doppelte Dissoziation" wird eine Befundkonstellation gewertet, in der eine cerebrale Veränderung zu einer umschriebenen Leistungsstörung führt und dieser Zusammenhang eine gewisse Spezifität aus der zusätzlichen Beobachtung erfährt, daß gleichzeitig andere Veränderungen in davon differenzierbare Leistungsstörungen münden.

3. Psychopathologische und klinische Ergebnisse

In einem ersten Schritt wurde die nach Remission der Akutsymptomatik erhobene psychopathologische Symptomatik faktorenanalytisch auf übergeordnete Dimensionen untersucht. Anschließend wurden die Patienten anhand der so gewonnenen BPRS-Subsyndrome in Subgruppen mit chronisch wahnhafter, chronisch asthenischer, chronisch desorganisierter bzw. remittierter Symptomatik eingeteilt. Diese Subgruppen wurden hinsichtlich ihrer klinischen Charakteristika, wie Alter oder Erkrankungsdauer, verglichen. Nachdem die psychopathologischen und klinischen Daten übereinstimmend in der ersten, computertomographischen und der zweiten, neuropsychologischen Studie erhoben wurden, ließen sich die entsprechenden Ergebnisse zwischen beiden Patientenstichproben unmittelbar vergleichen.

Auch für die NSS war ein Vergleich der Ergebnisse zwischen erster und zweiter Patientenstichprobe möglich. Die neuropsychologischen Leistungen und computertomographischen Befunde wurden jeweils in einer Studie gezielt erhoben. Die entsprechenden Ergebnisse werden in der Folge dargestellt.

3.1. Psychopathologische Ergebnisse

3.1.1. Faktorenanalyse der BPRS

Nach Interpretation des Scree-Testes identifizierte die durchgeführte Faktorenanalyse der BPRS-Scores vier Faktoren, die 60% der gemeinsamen Varianz erklären (Tabelle 3.1.1): Der erste Faktor umfaßte die BPRS-Items "Körperbezogenheit", "Angst", "Feindseligkeit", "Mißtrauen", "Halluzinationen" und "ungewöhnliche Denkinhalte" und wurde deshalb als Faktor "wahnhaftes Erleben" gekennzeichnet. Auf dem zweiten Faktor luden die BPRS-Items "emotionale Zurückgezogenheit", "motorische Verlangsamung" und "affektive Abstumpfung". Dieser Faktor wurde als Faktor "Asthenie" bezeichnet. Der dritte Faktor umfaßte die Items "Zerfall der Denkprozesse", "Gespanntheit", "Maniriertheit" und "Erregung"; der vierte die Items "Schuldgefühle", "depressive Stimmung" und – mit negativem Vorzeichen – "Größenideen". Diese Faktoren wurden als "Desorganisation" bzw. "Depression" bezeichnet. Die BPRS-Items "unkooperatives Verhalten" und "Orientierungsstörungen" zeigten nur geringe, zufällig über alle Faktoren verteilte Ladungszahlen.

Tabelle 3.1.1: Ergebnisse der Faktorenanalyse (VARIMAX-rotiert) der BPRS-Scores in der ersten Patientenstichprobe.

	Faktor 1	Faktor 2	Faktor 3	Faktor 4
Körperbezogenheit	**0,74**	0,00	0,06	-0,04
Angst	**0,61**	0,24	0,13	0,50
Feindseligkeit	**0,54**	-0,23	-0,04	-0,25
Mißtrauen	**0,80**	0,19	0,13	-0,03
Halluzinationen	**0,78**	0,05	-0,05	0,17
ungewöhnliche Denkinhalte	**0,75**	0,09	0,25	-0,07
emotionale Zurückgezogenheit	0,43	**0,70**	0,10	-0,60
motorische Verlangsamung	-0,12	**0,83**	-0,10	0,04
affektive Abstumpfung	0,19	**0,79**	0,35	0,16
Zerfall der Denkprozesse	0,05	0,20	**0,77**	0,18
Gespanntheit	0,28	-0,35	**0,36**	0,27
Manieriertheit	0,24	0,20	**0,82**	-0,10
Erregung	-0,13	-0,32	**0,74**	0,01
Schuldgefühle	0,32	-0,03	0,12	**0,39**
depressive Stimmung	-0,05	0,38	-0,16	**0,64**
Größenideen	0,01	0,05	-0,11	**-0,66**
unkooperatives Verhalten	0,33	0,07	0,25	-0,25
Orientierungsstörungen	0,00	0,00	0,00	0,00
aufgeklärte Varianz (nach VARIMAX-Rotation)	21,2%	14,3%	13,7%	10,1%

Anhand der BPRS-Scores der zweiten Patientengruppe wurde ebenfalls eine Faktorenanalyse gerechnet (Tabelle 3.1.2).

Tabelle 3.1.2: Ergebnisse der Faktorenanalyse (VARIMAX-rotiert) der BPRS-Scores in der zweiten Patientenstichprobe.

	Faktor 1	Faktor 2	Faktor 3	Faktor 4
Körperbezogenheit	**0,82**	0,30	0,00	-0,01
Angst	**0,72**	-0,14	-0,33	0,18
Feindseligkeit	**0,83**	-0,18	-0,01	-0,20
Mißtrauen	0,41	-0,03	**0,70**	0,16
Halluzinationen	**0,76**	0,20	0,25	-,024
ungewöhnliche Denkinhalte	**0,62**	0,02	0,53	-0,06
emotionale Zurückgezogenheit	-0,10	-0,14	**0,83**	-0,06
motorische Verlangsamung	0,16	-0,16	**0,68**	-0,13
affektive Abstumpfung	0,09	0,56	**0,59**	-0,11
Zerfall der Denkprozesse	0,08	**0,84**	-0,04	-0,08
Gespanntheit	-0,15	**0,30**	-0,08	0,22
Manieriertheit	0,07	**0,65**	0,21	-0,15
Erregung	-0,29	**0,73**	-0,32	0,02
Schuldgefühle	0,21	-0,25	-0,03	**0,69**
depressive Stimmung	0,17	**-0,48**	0,20	0,39
Größenideen	0,17	0,68	-0,19	**-0,30**
unkooperatives Verhalten	0,28	0,36	0,40	0,27
Orientierungsstörungen	0,00	0,00	0,00	0,00
aufgeklärte Varianz (nach VARIMAX-Rotation)	22,9%	18,9%	14,6%	8,1%

In Übereinstimmung mit der ersten Faktorenanalyse ergab die zweite Analyse nach dem Scree-Test ebenfalls vier Faktoren, die zusammen 65% der Varianz erklären. Abweichungen von der ersten Faktorenanalyse bestanden vor allem darin, daß der zweite und dritte Faktor ihre Position tauschten, so daß "Desorganisation" jetzt als zweiter und "Asthenie" als dritter Faktor erschien. Hinsichtlich einzelner BPRS-Items bestanden Abweichungen von der ersten Faktorenanalyse für die Items: "Mißtrauen", "depressive Stimmung" und "Größenideen". Das BPRS-Item "Mißtrauen" war jetzt dem Faktor "Asthenie" statt "wahnhaftes Erleben" zuzuordnen. Das Item "depressive Stimmung" erreichte weiter die höchste positive Ladungszahl auf dem Faktor "Depression", lud jedoch gleichzeitig - negativ korreliert - auf dem Faktor "Desorganisation". Das Item "Größenideen", das in der ersten Faktorenanalyse mit negativem Vorzeichen auf dem Faktor "Depression" lud, erschien jetzt unter positivem Vorzeichen auf dem Faktor "Desorganisation". Die BPRS-Items "unkooperatives Verhalten" und "Orientierungsstörungen" zeigten wiederum keine präferentiellen Ladungen. In beiden Faktorenanalysen konnten damit vergleichbare Faktorenstrukturen identifiziert werden, die jeweils die Faktoren "wahnhaftes Erleben", "Asthenie" und "Desorganisation" unterschieden.

Zum weiteren Vergleich der faktorenanalytischen Ergebnisse wurde die interne Konsistenz der BPRS-Faktorskalen (Cronbach's alpha) in beiden Patientenstichproben ermittelt (Tabelle 3.1.3). In beiden Stichproben bestanden für die BPRS-Faktoren "wahnhaftes Erleben", "Asthenie" und "Desorganisation" vergleichbar hohe Cronbach's alpha-Werte.

Tabelle 3.1.3: Interne Konsistenz (Cronbach's α) der vier BPRS-Faktorskalen in beiden Patientenstichproben.

	Cronbach's α 1. Patientenstichprobe	Cronbach's α 2. Patientenstichprobe
wahnhaftes Erleben	0,81	0,82
Asthenie	0,78	0,68
Desorganisation	0,67	0,67
Depression	0,43	0,36

3.1.2. Ergebnisse der Clusteranalyse

Über eine Clusteranalyse mit den BPRS-Faktorskalen als Klassifikationsvariablen wurden die Patientenstichproben in vier Subgruppen aufgeteilt (Tabelle 3.1.4).

Tabelle 3.1.4: Mittelwerte und Standardabweichungen der vier BPRS-Faktorskalen innerhalb der vier Patientencluster. Erste Patientenstichprobe.

	wahnhaftes Erleben	Asthenie	Des-organisation	Depression
chronisch wahnhaft	**3,62** ± 0,32	2,61 ± 0,71	1,75 ± 0,42	1,25 ± 0,25
chronisch asthenisch	2,22 ± 0,32	**3,81** ± 0,73	1,62 ± 0,30	1,55 ± 0,50
chronisch desorganisiert	2,41 ± 0,36	2,76 ± 0,83	**3,62** ± 0,30	1,50 ± 0,50
remittiert	1,64 ± 0,30	1,86 ± 0,50	1,45 ± 0,52	1,52 ± 0,55

Das erste Patientencluster erreichte den höchsten Wert innerhalb der vier Cluster auf dem BPRS-Faktor "wahnhaftes Erleben" und wurde demnach als "wahnhaft" bezeichnet. Patientencluster zwei war durch den höchsten Wert auf dem BPRS-Faktor "Asthenie", Patientencluster drei durch den höchsten Wert auf dem BPRS-Faktor "Desorganisation" charakterisiert. Entsprechend der vorherrschenden Symptomatik wurden diese Patientencluster als "asthenisch" bzw. "desorganisiert" bezeichnet. Das vierte Patientencluster zeigte niedrige Werte auf allen vier BPRS-Faktoren und wurde deshalb als "remittiertes" Cluster bezeichnet. Im Vergleich zu dem "remittierten" Cluster bestanden die übrigen drei Patientencluster aus chronisch erkrankten Patienten mit höheren BPRS-Faktorwerten. Das "remittierte" Cluster umfaßte 22, das chronisch wahnhafte 8, das chronisch asthenische bzw. desorganisierte Cluster jeweils 10 Patienten.

Unter Anwendung des gleichen Verfahrens wurde die zweite Patientenstichprobe ebenfalls in drei Cluster mit chronisch "wahnhafter" (n=8), chronisch "asthenischer" (n=10) und chronisch "desorganisierter" (n=12) Symptomatik sowie ein "remittiertes" Patientencluster (n=20) unterteilt (Tabelle 3.1.5).

Zur Kontrolle der Ergebnisse wurde die Einstufung der Patienten in drei chronische und ein remittiertes Cluster mit der klinischen Verlaufsklassifikation nach dem DSM-III-Kriterium: chronisch versus remittierender Verlauf, verglichen. Tatsächlich lieferten die Einstufungen mit Ausnahme von je einem Patienten kongruente Ergebnisse.

Tabelle 3.1.5: Mittelwerte und Standardabweichungen der vier BPRS-Faktorskalen innerhalb der vier Patientencluster. Zweite Patientenstichprobe.

	wahnhaftes Erleben	**Asthenie**	**Des-organisation**	**Depression**
chronisch wahnhaft	**2,94** ± 0,16	1,78 ± 0,34	1,46 ± 0,29	0,72 ± 0,39
chronisch asthenisch	1,94 ± 0,32	**2,85** ± 0,36	1,67 ± 0,31	0,76 ± 0,34
chronisch desorganisiert	1,66 ± 0,28	1,87 ± 0,39	**2,93** ± 0,44	0,17 ± 0,39
remittiert	1,33 ± 0,24	1,54 ± 0,35	1,33 ± 0,28	0,69 ± 0,29

3.1.3. Klinische Charakterisierung der Patientencluster

Die klinischen Merkmale der Patientencluster wurden in beiden untersuchten Patientenstichproben erfaßt. Neben dem Alter und Ersterkrankungsalter gehörten hierzu die Erkrankungsdauer, die Verlaufsprädiktoren schizophrener Psychosen (Strauss-Carpenter Skala), die prämorbide Adaptation (Summenscore auf der prämorbiden Adaptationsskala), der Schweregrad der Symptomatik (BPRS-Summenscore bei Entlassung), der Behandlungserfolg (Differenz der BPRS-Summenscores bei Aufnahme und Entlassung) und die Negativsymptomatik (InSka- und SANS-Summenscores) (Tabelle 3.1.6 und 3.1.7).

Das Durchschnittsalter variierte nicht signifikant zwischen den Patientenclustern. Entsprechendes galt für die Erkrankungsdauer. Dagegen erreichten die Unterschiede für die übrigen klinischen Variablen Signifikanzniveau. Nach den Ergebnissen des Duncan-Testes unterschieden die auf der Strauss-Carpenter-Skala erhobenen Verlaufsprädiktoren signifikant zwischen den chronischen Patientenclustern und den Patienten mit remittierter Symptomatik, ohne jedoch zwischen einzelnen chronischen Patientengruppen signifikant zu variieren. Dieser Befund konnte in beiden Patientenstichproben belegt werden. Ein entsprechendes Ergebnis bestand für Störungen der prämorbiden Adaptation, die in der ersten Patientenstichprobe auf der prämorbiden Adaptationsskala erfaßt wurden. Auch der Schweregrad der Sympto-

<u>**Tabelle 3.1.6:**</u> Klinische Charakteristika der Patientencluster, erste Patientenstichprobe. Mittelwerte und Standardabweichungen mit den Ergebnissen der Duncan-Tests auf dem 5%-Niveau.

	chron. wahnhaft	**chron. asthenisch**	**chron. desorganisiert**	**remittiert**	**Duncan-Test**
Alter	31,0 ± 8,5	35,4 ± 12,2	38,8 ± 13,9	29,3 ± 9,2	n. signifikant
Erkrankungsdauer	4,0 ± 2,6	6,6 ± 9,0	9,8 ± 10,3	4,3 ± 6,3	n. signifikant
PAS	400 ± 84	405 ± 20	382 ± 58	212 ± 132	g1, g2, g3>g4
SCS	47,3 ±15,6	53,6 ± 2,3	44,4 ± 9,6	62,3 ± 8,0	g1, g2, g3<g4
BPRS	40,0 ± 7,6	34,4 ± 2,5	36,8 ± 4,5	25,7 ± 3,3	g1>g2, g3>g4
Behandlungserfolg	18,2 ± 4,5	22,6 ± 11,1	14,6 ± 8,3	32,3 ± 13,3	g1, g2< g4
InSka	32,0 ± 9,4	25,4 ± 6,6	27,4 ± 10	12,2 ± 7,5	g1, g2, g3>g4

<u>Legende:</u> BPRS = BPRS-Summenscore nach Remission der Akutsymptomatik Behandlungserfolg = Differenz der BPRS-Summenscores bei Aufnahme und nach Remission der Akutsymptomatik; InSka = Summenscore der InSka nach Remission der Akutsymptomatik; PAS = Summenscore der prämorbiden Adaptationsskala; SCS = Summenscore der Strauss-Carpenter-Skala. g1 = chronisch wahnhaft; g2 = chronisch asthenisch; g3 = chronisch desorganisiert; g4 = remittiert.

matik bei Entlassung, der über den BPRS-Summenscore erhoben wurde, variierte in beiden Patientenstichproben lediglich zwischen den Patienten mit chronischen und remittierenden Verläufen. Hinsichtlich des Behandlungserfolges waren die ungünstigsten Ergebnisse bei den chronisch Erkrankten zu verzeichnen. Auch dieser Befund konnte in beiden Patientenstichproben repliziert werden. Negativsymptome wurden auf der InSka in den chronischen Patientengruppen in vergleichbarer Ausprägung erhoben und unterschieden demnach lediglich signifikant zwischen den chronisch Erkrankten und den Patienten mit remittierenden Verläufen. Dieser Befund konnte in der zweiten Patientenstichprobe auch mit einem anderen Untersuchungsinstrument – der SANS – reproduziert werden.

Tabelle 3.1.7: Klinische Charakteristika der Patientencluster, zweite Patientenstichprobe. Mittelwerte und Standardabweichungen mit den Ergebnissen der Duncan-Tests auf dem 5%-Niveau.

	chron. wahnhaft	**chron. asthenisch**	**chron. desorganisiert**	**remittiert**	**Duncan-Test**
Alter	36,2 ± 2,58	33,7 ± 8,1	27,4 ± 10,7	30,5 ± 6,5	n. signifikant
Erkrankungsdauer	5,1 ± 3,21	7,3 ± 6,23	8,2 ± 9,65	4,0 ± 2,74	n. signifikant
SCS	56,8 ± 8,5	51,9 ± 7,9	56,5 ± 7,7	65,1 ± 8,1	g1, g2, g3<g4
BPRS	36,7 ± 2,0	34,0 ± 2,7	33,9 ± 4,0	24,9 ± 2,9	g1>g2, g3>g4
Behandlungserfolg	15,2 ± 5,7	9,8 ± 7,3	13,4 ± 4,0	18,0 ± 7,6	g2, g3< g4
InSka	24,8 ± 6,9	24,4 ± 6,0	23,1 ± 5,9	11,8 ± 5,3	g1, g2, g3>g4
SANS	39,2 ± 13,3	47,4 ± 11,9	42,6 ± 14,8	18,0 ± 9,4	g1, g2, g3>g4

Legende: BPRS = BPRS-Summenscore nach Remission der Akutsymptomatik; Behandlungserfolg = Differenz der BPRS-Summenscores bei Aufnahme und nach Remission der Akutsymptomatik; InSka = Summenscore der InSka nach Remission der Akutsymptomatik; SANS = Summenscore der SANS nach Remission der Akutsymptomatik; SCS = Summenscore der Strauss-Carpenter-Skala. g1 = chronisch wahnhaft; g2 = chronisch asthenisch; g3 = chronisch desorganisiert; g4 = remittiert.

3.2. Neuropsychologische Defizite

3.2.1 Subsyndrome und neuropsychologische Defizite

Die Zusammenhänge zwischen Subsyndromen und neuropsychologischen Defiziten wurden in der zweiten Patientenstichprobe untersucht. Mittelwerte und Standardabweichungen der in den einzelnen Patientencluster erhobenen neuropsychologischen Leistungen (Untersuchungszeitpunkt nach Remission der Akutsymptomatik) sind zusammen mit den Ergebnissen einer univariaten Varianzanalyse in Tabelle 3.2.1 angegeben.

Von den durchgeführten neuropsychologischen Testungen unterschieden der Syndrom-Kurztest (Testteile: "mittelbares Reproduzieren" und "mittelbares Wiedererkennen"), der Tower of Toronto Test, der Wisconsin Card Sorting Test (perseverative Fehler und erkannte Kategorien), der Aufmerksamkeitsbelastungstest sowie der Benton-Test (Richtig- und Falschantworten) signifikant zwischen den Untersuchungsgruppen. Der Testteil "unmittelbares Reproduzieren" des Syndrom-Kurztest, die Leistung im Tower of London Test und "unklare Fehler" im Wisconsin Card Sorting Test zeigten dagegen keine signifikanten Unterschiede zwischen den Patientenclustern.

Die Ergebnisse des anschließend durchgeführten Duncan-Test sind in Abbildung 3.2.1 dargestellt: Von der Leistung im Syndrom-Kurztest "unmittelbares Wiedererkennen" abgesehen, stehen gesunde Probanden und remittierte Patienten jeweils am wenig beeinträchtigten Pol des Leistungsbereiches. Dieser Zusammenhang wird besonders für den Aufmerksamkeitsbelastungstest deutlich, der gesunde Probanden, Patienten mit remittierenden Schizophrenien und alle drei chronischen Patientencluster signifikant voneinander trennt.

Diese Ergebnisse zeigen, daß Gedächtnis- und Aufmerksamkeitsstörungen besonders bei chronischen Schizophrenien auftreten. Dennoch ist eine bloße Abhängigkeit der Testleistung von der Schwere der Symptomatik nicht anzunehmen, da die Testleistungen innerhalb der chronischen Patientencluster offenbar nicht zufällig verteilt waren, sondern signifikant zwischen einzelnen Patientenclustern variierten.

Die chronisch wahnhaften Patienten waren durch die höchste Fehlerzahl im Syndrom-Kurztest "mittelbares Wiedererkennen" charakterisiert und zeigten – gemeinsam mit den chronisch asthenischen Patienten – die geringste Leistung (höchste Zugzahl) im Tower of Toronto Test. Diese Befunde weisen auf Störungen im Langzeit- und im prozeduralen Gedächtnis hin. Die asthenischen Patienten waren im Syndrom-Kurztest "mittelbares Reproduzieren" am stärksten beeinträchtigt, allerdings war dieser Unterschied nur im Vergleich mit den gesunden Probanden signifikant. Mit dem desorganisierten Patientencluster teilte die asthenische Patientengruppe eine Leistungseinschränkung im Wisconsin Card Sorting Test "erkannte Kategorien". Das

Tabelle 3.2.1: Ergebnisse der neuropsychologischen Testung: Mittelwerte und Standardabweichungen mit den Ergebnissen einer univariaten Varianzanalyse. *p<0,05; **p<0,005.

	SKT: unmittelbares Reproduzieren	SKT:mittelbares Reproduzieren	SKT: mittelbares Wiedererkennen	Tower of London Test	Tower of Toronto Test	WCST: erkannte Kategorien	WCST: perseverative Fehler	Benton-Test: Fehlerzahl	Benton-Test: richtig erkannt	d2-Test: Gesamtleistung
Cluster		*	*		*	**	**	**	**	**
wahnhaft										
Mittelwert	0,20	0,40	0,78	8,39	10,50	5.17	5,00	6,83	5,50	374,67
SD	0,45	0,49	0,98	1,82	1,05	0,75	3,74	3,49	1,76	87,30
asthenisch										
Mittelwert	0,38	0,54	0,00	8,97	10,23	3,69	6,54	4,69	6,53	365,62
SD	0,77	0,78	0,00	2,38	2,83	1,55	4,31	3,22	2,30	87,03
desorganisiert										
Mittelwert	0,13	0,25	0,25	9,80	10,70	3,50	10,11	9,10	4,40	363,56
SD	0,35	0,46	0,71	2,56	3,30	0,71	5,11	4,31	2,07	58,83
remittiert										
Mittelwert	0,25	0,17	0,08	8,49	13,00	5,08	3,33	2,67	7,83	458,33
SD	0,45	0,39	0,29	1,95	2,59	0,79	3,14	1,87	1,11	100,34
Kontrollgruppe										
Mittelwert	0,17	0,00	0,08	8,87	13,17	5,00	4,42	0,83	9,17	538,58
SD	0,39	0,00	0,29	2,65	3,24	0,60	2,23	0,72	0,72	54,2

Legende: SKT = Syndrom-Kurztest; WCST = Wisconsin Card Sorting Test.

Abbildung 3.2.1: Charakteristische Veränderungen der Aufmerksamkeits- und Gedächtnisleistungen zwischen der gesunden Kontrollgruppe und den Patientenclustern; Ergebnisse der Duncan-Tests auf dem 5%-Niveau (gesunde Probanden = g1, remittiert = g2, wahnhaft = g3, asthenisch = g4, desorganisiert = g5).

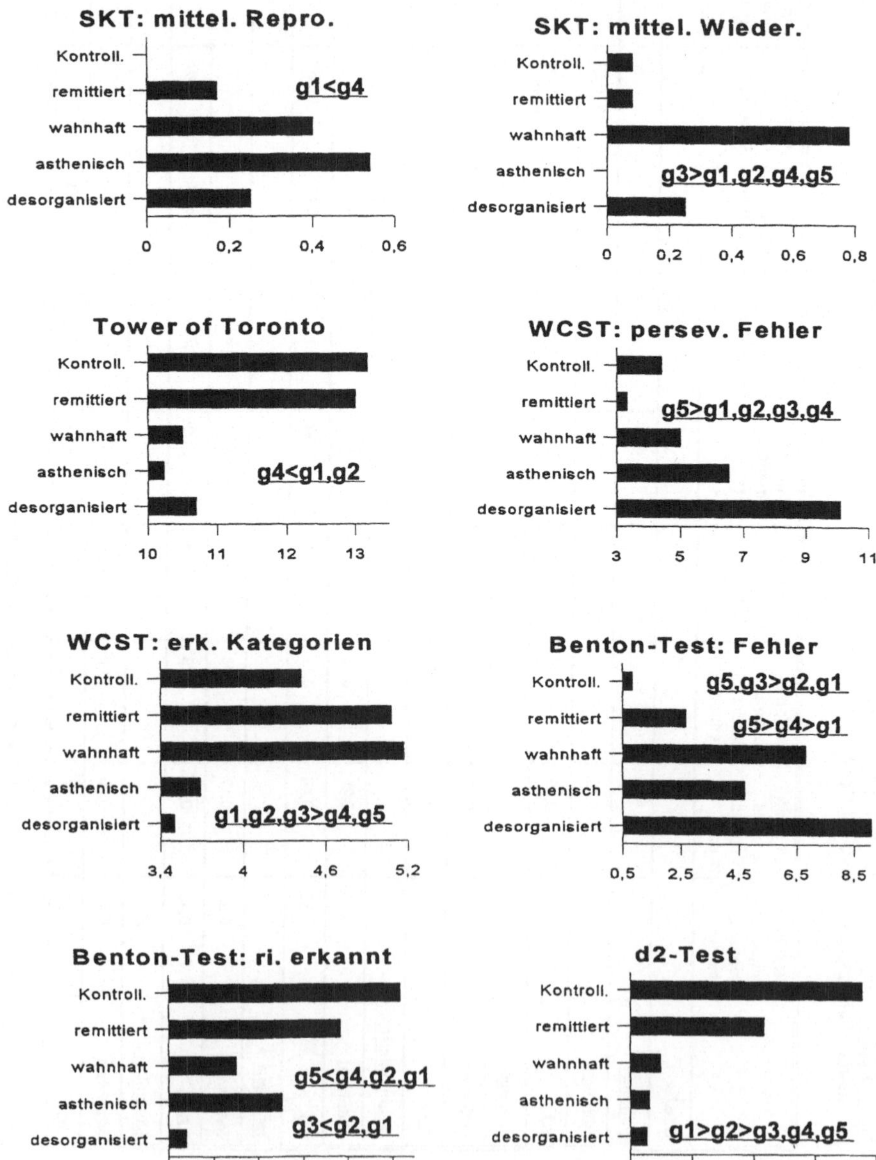

desorganisierte Patientencluster war durch perseverative Fehler im Wisconsin Card Sorting Test und die geringste Leistung (größte Fehlerzahl bei kleinster Zahl richtiger Reproduktionen) im Benton-Test charakterisiert.

Sichere Hinweise auf eine Abhängigkeit dieser Ergebnisse von der Mitarbeit der Patienten ergaben sich nicht. In der Untersuchungssituation begrüßten viele Patienten die Testung als eine Gelegenheit, die erreichte Stabilisierung zu dokumentieren. Dementsprechend gelang es ihnen teilweise, die Leistungen der gesunden Probanden zu übertreffen. Diese klinische Beobachtung wird durch die guten Ergebnisse einzelner Patientencluster, sowie die im Mittelfeld liegenden Ergebnisse der gesunden Probanden im Syndrom-Kurztest "unmittelbares Reproduzieren" und "mittelbares Wiedererkennen", oder im Wisconsin Card Sorting Test "erkannte Kategorien" und "perseverative Fehler" bzw. die zufällige Verteilung "unklarer Fehler" im Wisconsin Card Sorting Test gestützt. Auch die signifikanten Unterschiede innerhalb der chronischen Patientencluster können kaum einer ungenügenden Mitarbeit der chronisch Erkrankten angelastet werden.

3.2.2 Neuropsychologische Defizite, Neuroleptikaeffekte und Aufmerksamkeitsstörungen

Alle schizophren Erkrankten erhielten zum Zeitpunkt der Zweituntersuchung eine neuroleptische Therapie. Schon die oben zitierten signifikanten Unterschiede (Abbildung 3.2.1) zwischen einzelnen Patientenclustern, die ja alle eine neuroleptische Therapie erhielten, machen eine Verursachung der neuropsychologischen Defizite durch die Medikation unwahrscheinlich.

Gegen einen solchen Effekt spricht vor allem die Verbesserung der neuropsychologischen Leistungen im klinischen Verlauf unter neuroleptischer Therapie (Tabelle 3.2.3): Demnach verbesserten sich die Leistungen im Syndrom-Kurztest "mittelbares Reproduzieren" und "mittelbares Wiedererkennen", Aufmerksamkeitsbelastungstest, Benton-Test (richtig erkannt und Fehler), sowie die Leistung im Tower of Toronto Test signifikant zwischen Aufnahme- und Zweituntersuchung nach Remission der Akutsymptomatik vor Entlassung.

Tabelle 3.2.3: Neuropsychologische Leistungen aller Patienten im Verlauf zwischen Aufnahme und Untersuchung nach Remission der Akutsymptomatik. *p < 0,05, ** p < 0,005

	bei Aufnahme	nach Remission	P
SKT: unmittelbares Reproduzieren	0,52 ± 0,62	0,28 ± 0,56	n. sig.
SKT: mittelbares Reproduzieren	0,64 ± 0,86	0,34 ± 0,57	*
SKT: mittelbares Wiedererkennen	0,49 ± 0,76	0,19 ± 0,56	**
Tower of London Test	10,41 ± 3,44	8,89 ± 2,20	n. sig.
Tower of Toronto Test	10,27 ± 2,86	11,26 ± 2,87	*
WCST[1]: perseverative Fehler		6,12 ± 4,65	
WCST[1]: erkannte Kategorien		4,29 ± 1,27	
Benton-Test: Fehlerzahl	8,38 ± 5,22	5,43 ± 3,96	**
Benton-Test: richtig erkannt	5,12 ± 2,17	6,26 ± 2,20	**
d2-Test	318,5 ± 122,0	392,2 ± 92,9	**

Legende: SKT = Syndrom-Kurztest; WCST = Wisconsin Card Sorting Test; d2-Test = Aufmerksamkeitsbelastungstest. 1) Nur nach Remission der Akutsymptomatik durchgeführt.

Zur Untersuchungen der Zusammenhänge zwischen Aufmerksamkeitsstörungen und neuropsychologischen Defiziten wurden Produktmoment-Korrelationen zwischen der Leistung im Aufmerksamkeitsbelastungstest und den übrigen Testergebnissen berechnet. Die Ergebnisse sind in Tabelle 3.2.4 zusammengefaßt.

Demnach ging die Aufmerksamkeitsleistung mit fast allen anderen neuropsychologischen Testergebnissen signifikante Korrelationen ein; lediglich die Leistungen im Tower of London bzw. Tower of Toronto Test und im

Syndrom-Kurztest waren nicht durchgehend signifikant mit dem Ergebnis des Aufmerksamkeitsbelastungstests korreliert.

Tabelle 3.2.4: Produktmoment-Korrelationen zwischen Aufmerksamkeitsleistung und anderen neuropsychologischen Leistungen. Ergebnisse der Wiederholungsuntersuchung nach Remission der Akutsymptomatik. Die jeweils darunter in Klammern angegebenen Werte gelten für die Erstuntersuchung im akutpsychotischen Zustand.
*p < 0,05; **p < 0,005

	SKT: unmittel. Reprodu-zieren	**SKT: mittelbares Reproduzie-ren**	**SKT: mittelbares Wiedererken-nen**	**Tower of London Test**	**Tower of Toronto Test**
d2-Test	-0,13 (-0,27)	-0,13 (-0,30)	0,26 (0,41*)	-0,26 (-0,35*)	0,35* (0,08)
	WCST[1]: persev. Fehler	**WCST[1]: erkannte Kategorien**	**Benton-Test: Fehlerzahl**	**Benton-Test: richtig erkannt**	
d2-Test	-0,43**	0,24	-0,61** (-0,50**)	0,58** (0,59**)	

Legende: SKT = Syndrom-Kurztest; WCST = Wisconsin Card Sorting Test; d2-Test = Aufmerksamkeitsbelastungstest. [1]nur nach Remission der Akutsymptomatik durchgeführt

3.3. Neurologische Soft Signs

3.3.1 Neurologische Soft Signs im Verlauf

Die in der ersten Patientenstichprobe bei Aufnahme, am siebten Behandlungstag und nach Remission der Akutsymptomatik vor Entlassung erhobenen NSS-Scores sind in Tabelle 3.3.1 dokumentiert. Patienten mit chronischen und remittierenden Schizophrenien zeigten gemeinsam einen signifikanten Abfall der NSS-Scores mit klinischer Stabilisierung. Der Abfall der NSS war bei den chronischen im Vergleich zu den Schizophrenien mit remittierenden Verläufen geringer ausgeprägt, so daß die chronisch Erkrankten bei Entlassung den signifikant höchsten NSS-Score aufwiesen ($p<0.005$). Dennoch blieben die NSS-Scores unabhängig vom Verlaufstyp und Unter-

Tabelle 3.3.1: Neurologische soft signs und psychopathologische Symptomatik im Verlauf. Mittelwerte und Standardabweichungen für die erste Patientenstichprobe. Noch nach Remission der Akutsymptomatik zeigten die Patienten signifikant ($p<0,05$) höhere NSS-Scores (6,9 ± 2,4) im Vergleich zu den gesunden Probanden (n=34).

Neurologische soft signs (NSS-Summenwert)		
Untersuchungs-zeitpunkt	**remittierende Schizophrenien**	**chronische Schizophrenien**
bei Aufnahme	23.6 ± 8.3	27,8 ± 9,3
7. Behandlungstag	18.4 ± 7.8	23,7 ± 7,5
nach Remission	13.0 ± 4.8	22,1 ± 7,1
Brief Psychiatric Rating Scale (BPRS-Summmenwert)		
Untersuchungs-zeitpunkt	**remittierende Schizophrenien**	**chronische Schizophrenien**
bei Aufnahme	59,6 ± 11,9	53,8 ± 9,3
7. Behandlungstag	37.6 ± 6.5	42,9 ± 6,3
nach Remission	25.3 ± 3.2	36,1 ± 4,9

suchungszeitpunkt bei allen schizophren Erkrankten gegenüber den gesunden Probanden signifikant erhöht. Gleichzeitig zeigten die Patienten einen signifikanten Abfall der BPRS-Scores unter neuroleptischer Behandlung. Erwartungsgemäß war dieser Effekt bei den chronisch Erkrankten geringer ausgeprägt. Vergleichbare Ergebnisse fanden sich in der zweiten Patientenstichprobe.

Nachdem in beiden Untersuchungen die NSS mit der Heidelberger NSS-Skala zu übereinstimmenden Zeitpunkten erhoben wurden, konnten die Ergebnisse auch gemeinsam dargestellt werden (Abbildung 3.3.1): Wiederum war ein signifikanter Abfall der NSS-Scores sowohl bei den Patienten mit chronischen als auch mit remittierenden Verläufen nachweisbar, der jedoch bei den chronisch Erkrankten signifikant geringer ausgeprägt war, so daß diese Patienten nach Remission der Akutsymptomatik die signifikant höchsten NSS-Scores zeigen (Haupteffekt "Diagnose": F = 28,23, df = 1; p<0,0001; Haupteffekt "Verlauf": F = 50,95, df = 2, p<0,0001; Wechselwirkung "Diagnose * Verlauf": F = 4,82, df = 2, p<0,01). Erwartungsgemäß erbrachte die statistische Analyse der BPRS-Scores kongruente Ergebnisse.

Abbildung 3.3.1: NSS bei allen untersuchten Patienten (n = 100) im klinischen Verlauf. Unabhängig vom Untersuchungszeitpunkt blieben bei allen Patienten die NSS-Scores gegenüber den gesunden Probanden (NSS-Score = 6,9 ± 2,4) signifikant erhöht.

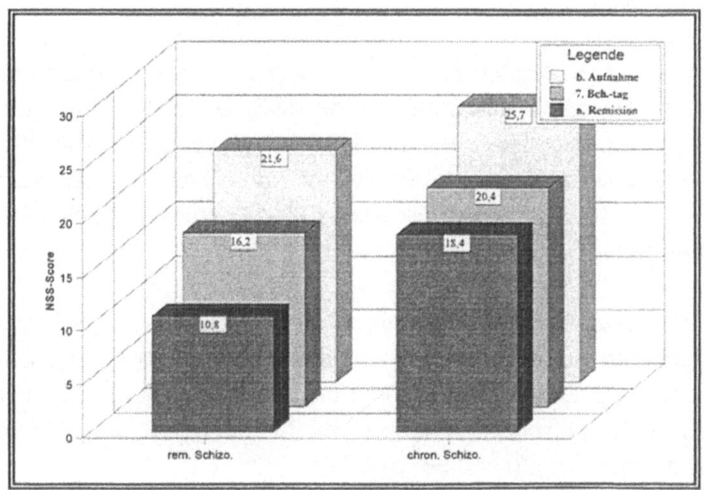

Legende: rem. Schizo. = remittierende Schizophrenien; chron. Schizo. = chronische Schizophrenien.

Die Korrelationskoeffizienten zwischen NSS-Scores, psychopathologischer Symptomatik und klinischen Variablen sind in Tabelle 3.3.2 wiedergegeben.

Tabelle 3.3.2: Produktmoment-Korrelationen zwischen NSS, psychopathologischer Symptomatik und klinischen Variablen. Ergebnisse für die erste Patientenstichprobe in der oberen Zeile; darunter in Klammern die entsprechenden Werte für die zweite Patientenstichprobe. *p<0,05; **p<0,005

	BPRS1	BPRS2	BPRS3	BPRS4	BPRS5	InSka	SANS	PAS	SCS
NSS-Scores	0,20 (0,12)	0,37* (0,11)	0,48** (0,54**)	0,38* (0,51**)	0,20 (0,27)	0,44** (0,57**)	---- (0,55**)	0,50** ---	-0,60** (-0,29*)

Legende: BPRS1 = BPRS-Angst/Depression; BPRS2 = BPRS-Anergie; BPRS3 = BPRS-Denkstörungen; BPRS4 = BPRS-Aktivität; BPRS5 = BPRS-Mißtrauen/Wahn; InSka = Summenscore auf der Intentionalitätsskala; SANS = SANS-Summenscore; PAS = Summenscore auf der prämorbiden Adaptationsskala; SCS = Summenscore auf der Strauss-Carpenter Skala.

Von den psychopathologischen Variablen zeigten Denkstörungen und Negativsymptome die stärkste Affinität zu den NSS. Die BPRS-Subskala "Aktivität" war ebenfalls signifikant mit den NSS korreliert; lediglich für die BPRS-Subskalen "Angst/Depression" und "Wahn" waren keine signifikanten Korrelationen mit den NSS zu finden. Diese Befunde konnten in beiden Patientenstichproben belegt werden.

Hinsichtlich der zeitlich stabileren Variablen korrelierten die Summenscores der prämorbiden Adaptationsskala und der Strauss-Carpenter Skala signifikant mit den NSS. Dagegen erreichten die Korrelationen zwischen NSS und computertomographischen Variablen nur für die Weite des III. Ventrikels statistische Signifikanz ($r = 0,36$; $p<0,05$).

Die neuropsychologischen Variablen zeigten enge Zusammenhänge zwischen NSS, Aufmerksamkeitsleistungen, sowie Störungen des prozeduralen und des Arbeitsgedächtnisses. Nachdem die Aufmerksamkeitsleistungen sowohl mit den NSS als auch den mnestischen Defiziten (vergl. Tabelle 3.2.4) korreliert waren, wurde es notwendig, die Aufmerksamkeitsleistung aus diesem Zusammenhang auszupartialisieren. Die Ergebnisse sind in Tabelle 3.3.3 wiedergegeben:

Tabelle 3.3.3: Produktmoment-Korrelationen zwischen NSS und neuropsychologischen Leistungen. Die Korrelationskoeffizienten vor Auspartialisierung sind ohne Klammer, die Korrelationskoeffizienten nach Auspartialisierung jeweils darunter in Klammern angegeben.
*p < 0,05; **p < 0,005

	SKT: unmittel. Reproduzieren	SKT: mittelbares Reproduzieren	SKT: mittelbares Wiedererkennen	Tower of London Test	Tower of Toronto Test
NSS-Score	-0,14 (-0,28)	-0,05 (-0,15)	0,20 (0,15)	0,37* (0,30)	-0,40** (-0,30)
	WCST: persev.-Fehler	**WCST: erkannte Kategorien**	**Benton-Test: Fehlerzahl**	**Benton-Test: richtig erkannt**	**d2-Test**
NSS-Score	0,43** (0,29)	-0,46** (-0,39*)	0,64** (0,56**)	-0,60** (-0,47**)	-0,44** -

Legende: SKT = Syndrom-Kurztest; WCST = Wisconsin Card Sorting Test; d2-Test = Aufmerksamkeitsbelastungstest.

Unabhängig von der Aufmerksamkeitsleistung korrelierten die NSS signifikant mit der Leistung im Wisconson Card Sorting Test, sowie mit Falsch- und Richtigantworten im Benton-Test. Dagegen bestand eine signifikante Korrelation zwischen NSS und der Leistung im Tower of Toronto Test nur vor Auspartialisierung der Aufmerksamkeitsleistung. Zwischen NSS und deklarativen Gedächnisleistungen waren keine Zusammenhänge ersichtlich.

3.3.2 Neurologische Soft Signs und Neuroleptikaeffekte

Schon der signifikante Abfall der NSS-Scores unter neuroleptischer Therapie (Abbildung 3.3.1) macht eine Verursachung der NSS durch die Behandlung – vor allem: extrapyramidale Nebenwirkungen – unwahrscheinlich. Zur weiteren Analyse wurden innerhalb der ersten Patientenstichprobe die Patienten, die auf Clozapin eingestellt waren, denen gegenübergestellt, die konventionelle Neuroleptika erhielten (Abbildung 3.3.2).

Abbildung 3.3.2: NSS-Scores bei Patienten unter Clozapin gegenüber Patienten unter konventionellen Neuroleptika.

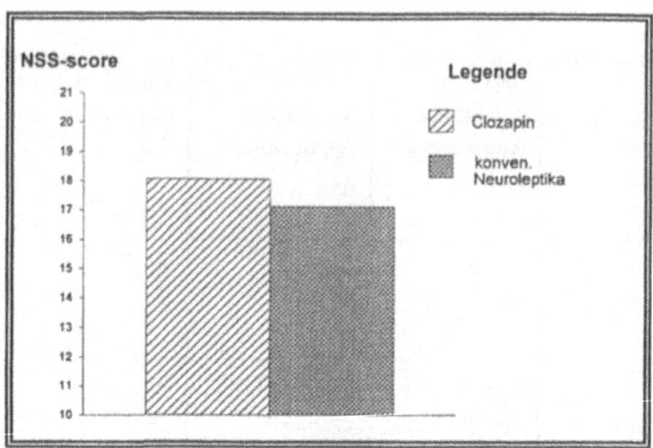

Die durchschnittlichen NSS-Scores betrugen 18,1 ± 7,7 bei Patienten unter Clozapin und 17,1 ± 6,2 bei Patienten unter konventionellen Neuroleptika; ein signifikanter Unterschied zwischen den mit Clozapin und den mit anderen Neuroleptika behandelten Patienten bestand demnach nicht.

3.4. Subsyndrome, NSS und computertomographische Variablen

Mittelwerte und Standardabweichungen der NSS und der computertomographischen Variablen in den vier Patientenclustern sind mit den Ergebnissen einer univariaten Varianzanalyse aus Tabelle 3.4.1 ersichtlich. Signifikante Unterschiede zwischen den Patientenclustern bestanden für die NSS-Scores, der Weite des frontalen Interhemisphärenspaltes, der Durchschnittsweite der kortikalen Sulci, dem VBR, dem Ventrikelindex und der Weite des III. Ventrikels, nicht jedoch dem Frontalhornindex.

Die Unterschiede zwischen den Patientenclustern wurden mit Hilfe eines Duncan-Test für die auf dem 5% Niveau signifikanten Variablen analysiert (Abbildung 3.4.1). Das chronisch wahnhafte Cluster war durch signifikant vergrösserte kortikale Sulci charakterisiert und zeigte gemeinsam mit dem asthenischen Cluster im Vergleich zu den übrigen Patientengruppen eine signifikante Erweiterung des frontalen Interhemisphärenspaltes. Im chronisch

Tab. 3.4.1: NSS und computertomographische Veränderungen: Mittelwerte und Standardabweichungen mit den Ergebnissen einer univariaten Varianzanalyse *p<0,05; **p<0,005.

	NSS-Score	Weite des frontalen Interhemisphärenspaltes	Durchschnittsweite der kortikalen Sulci	Frontalhornindex	Ventricle brain ratio (VBR)	Ventrikelindex	Weite des III. Ventrikels
Cluster	**	*	**		**	*	*
wahnhaft							
Mittelwert	19,3	4,4	3,2	28,4	7,55	34,9	3,90
SD	5,7	1,7	0,7	1,0	1,3	3,7	1,3
asthenisch							
Mittelwert	20,0	3,5	2,7	28,4	8,2	40,0	4,39
SD	7,3	1,9	0,5	1,9	1,5	9,6	1,2
desorganisiert							
Mittelwert	24,6	2,7	2,75	29,4	10,6	43,9	5,24
SD	8,2	1,2	0,7	3,0	3,5	11,5	2,2
remittiert							
Mittelwert	14,1	2,2	2,2	27,8	7,53	35,3	3,58
SD	5,2	1,1	0,5	2,4	1,4	6,2	1,2

Abbildung 3.4.1: Charakteristische Veränderungen der neurologischen soft signs und der CCT-Variablen zwischen den Patientenclustern; Ergebnisse der Duncan-Tests auf dem 5%-Niveau (remittiert = g1, wahnhaft = g2, asthenisch = g 3, desorganisiert = g4).

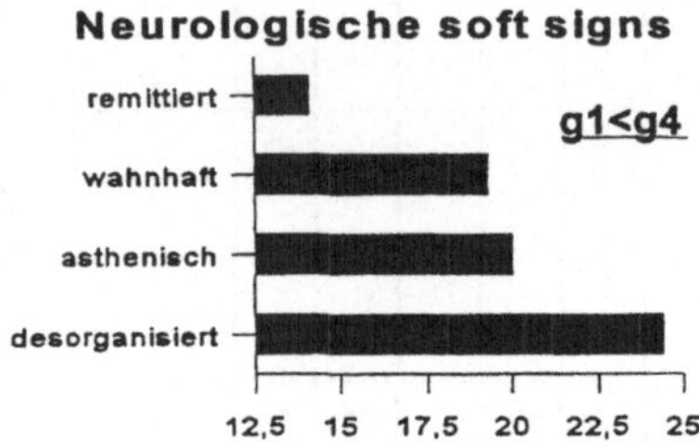

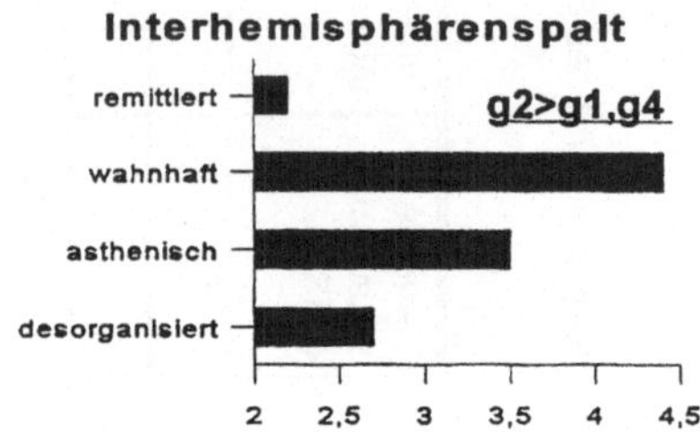

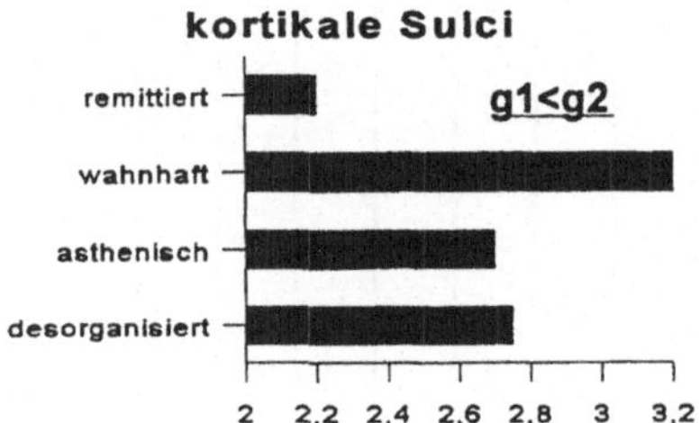

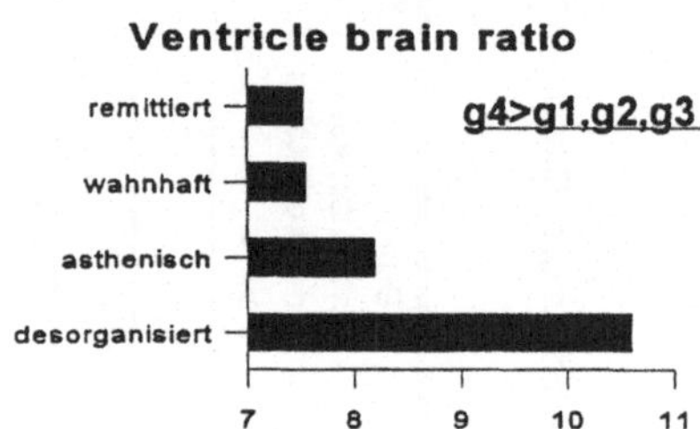

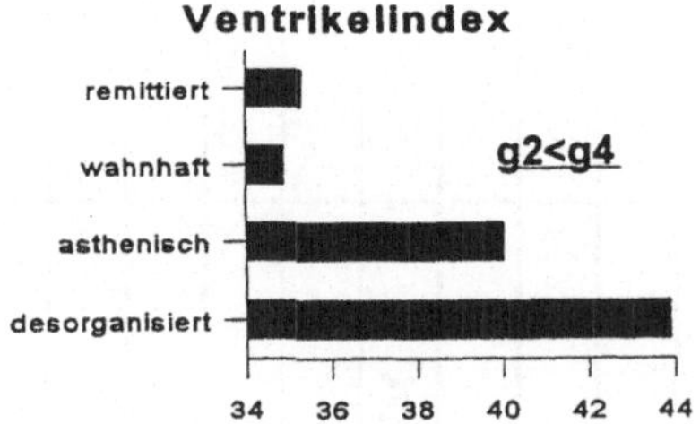

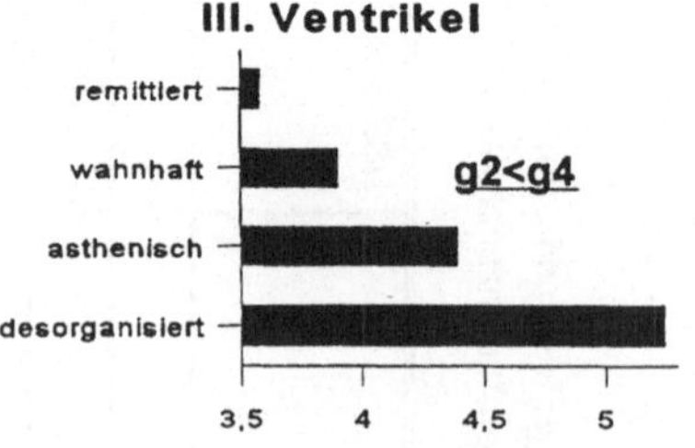

desorganisierten Patientencluster fanden sich die höchsten NSS-Scores neben den höchsten Werten für die VBR, den Ventrikelindex und die Weite des dritten Ventrikels.

Definitionsgemäß vergrößert sich der Ventrikelindex sowohl mit dem Abstand zwischen den Capita Nuclei Caudati als auch dem Abstand der Vorderhornspitzen. Letzterer ging auch in den Frontalhornindex ein, der jedoch über alle Patientencluster nahezu stabile Werte zeigte. Demnach ist die Vergrößerung des Ventrikelindex, die im desorganisierten Patientencluster Signifikanzniveau erreichte, vor allem einer Verlängerung des Abstandes zwischen den Capita Nuclei Caudati, und damit Veränderungen in den Basalganglien, anzulasten. Die computertomographischen Befunde im desorganisierten Patientencluster können deshalb als Hinweise auf eine Vergrößerung der inneren Liquorräume mit Veränderungen in den Basalganglien, dem Thalamus und Hypothalamus gelten.

4 Diskussion: die psychopathologischen und klinischen Befunde

4.1 Psychopathologie der Subsyndrome

Nach den Ergebnissen der Faktorenanalysen der BPRS-Entlassungsbefunde können vier Subsyndrome mit chronisch wahnhafter, chronisch asthenischer, chronisch desorganisierter und depressiver Symptomatik unterschieden werden. Klinisch ist das wahnhafte Subsyndrom durch ein wahnhaft-halluzinatorisches Erleben, das chronisch asthenische durch emotionalen Rückzug, psychomotorische Verlangsamung und affektive Verarmung charakterisiert. Tatsächlich läßt sich der immanente Zusammenhang der hier angeführten Symptome auf Kraepelin (1913) und Bleuler (1911) zurückführen. Mit formalen Denkstörungen, Gespannheit und Antriebssteigerung gibt das chronisch desorganisierte Subsyndrom weitgehend ein hebephrenes Zustandsbild wieder. Eine depressive Verstimmung mit Schuldgefühlen charakterisiert das vierte, depressive Subsyndrom. In der Bonner Längsschnittstudie konnten Huber et al. (1979) depressive Symptome als prognostisch günstigen Faktor identifizieren. Tatsächlich waren auch in der vorliegenden Untersuchung depressive Symptome vor allem für Patienten mit remittierenden Verläufen kennzeichnend. Eine entsprechende Faktorenstruktur wurde sowohl in der ersten als auch der zweiten Patientenstichprobe identifiziert; von den insgesamt 18 BPRS-Items luden lediglich die Items "Mißtrauen", "depressive Stimmung" und "Größenideen" im Vergleich zwischen beiden Analysen auf unterschiedlichen Faktoren. Die interne Konsistenz der BPRS-Faktoren erreichte in beiden Patientenstichproben ausreichend hohe Werte.

Eine vergleichbare Faktorenstruktur wurde von Kay und Sevy (1990) beschrieben, die 240 Patienten mit der "positive and negative syndrome scale" (PANSS/Kay et al., 1987) untersuchten. Nach den auf den Faktoren ladenden Einzelitems unterscheiden die Autoren je einen Faktor, der eine "Negativ-" bzw. "Positivsymptomatik" wiedergibt sowie zwei weitere Faktoren, die eine depressive und eine erregte Symptomatik abbilden. Der "negative" bzw. der "positive" Faktor entspricht den hier als asthenisch und wahnhaft bezeichneten Subsyndromen. Die depressive Symptomatik bildet in beiden Faktorenlösungen eigene Faktoren; der als "Erregung" bezeichnete Faktor findet seine Entsprechung im desorganisierten Subsyndrom der vorliegenden Studie, wobei jedoch bei Kay und Sevy (1990) formale Denkstörungen auf einem gesonderten fünften Faktor "kognitive Störungen und andere Symptome" laden. Nahezu kongruente Faktorenstrukturen wurden von Lindenmayer et al. (1995a und 1995b) in zwei Untersuchungen bei 240 bzw. 517 Patienten identifiziert. Aus diesen Ergebnissen folgern Kay und Sevy (1990), daß weder das "positive" noch das "negative" Syndrom im Sinne der Typ I/Typ II Dichotomie für sich betrachtet oder zusammengenommen die Bandbreite schizophrener Symptomatik ausreichend repräsentieren können.

Die Ergebnisse weiterer Studien sind in Tabelle 4.1.1 zusammengefaßt. Ausnahmslos verwerfen die zitierten Studien eine einfache, dichotome Verteilung schizophrener Symptomatik zwischen einem "Typ I" produktiv-psychotischen und einem "Typ II" Pol mit residualer Symptomatik. Vielmehr wurde in den genannten Studien ungeachtet einer divergierenden Nomenklatur die Unterscheidung zwischen drei Subsyndromen mit wahnhafter, asthenischer und desorganisierter Symptomatik regelmäßig bestätigt.

Unterschiede zwischen den Studien betreffen vor allem die Anzahl der identifizierten Faktoren: Während die überwiegende Mehrzahl der Autoren drei Faktoren unterscheiden, nennen die Arbeitsgruppen um Peralta bzw. Kay sowie Lindenmayer neben den drei Subsyndromen noch die Faktoren "bizarres Verhalten" bzw. "Erregung" und "Depression". Für diese divergierenden Ergebnisse sind zwei mögliche Ursachen zu diskutieren:

Methodische Aspekte, vor allem die "doppelte Stichprobenabhängigkeit" der Faktorenanalyse. Sowohl die Zusammensetzung der Patientenstichprobe als auch die eingesetzten psychometrischen Instrumente beeinflussen die Ergebnisse der Analyse: Während in der vorliegenden Studie auch Patienten mit remittierenden Verläufen untersucht wurden, beschränkten sich andere Untersuchungen, wie Liddle (1987a), Liddle et al. (1992) oder Lindenmayer (1995a und 1995b), auf chronisch schizophren Erkrankte; wurde hier der psychopathologische Befund auf der BPRS protokolliert, kamen in den meisten anderen Studien SANS, SAPS oder die PANSS zur Anwendung. Darüber hinaus wurden in den zitierten Studien (Tab. 4.1.1) unterschiedliche diagnostische Kriterien und statistische Verfahren (Rotationstechniken und Abbruchkriterien) angewandt. Zudem wurden die Studien in unterschiedlichen Kulturkreisen, wie Australien (Minas et al., 1992), China (Phillip et al., 1991), Europa (Liddle, 1987a), Indien (Kulhara et al., 1990) sowie Nordamerika (Andreasen et al., 1995) durchgeführt.

<u>Tabelle 4.1.1:</u> Ergebnisse faktoranalytischer Studien. Übereinstimmend identifizierten alle Studien die drei Subsyndrome der chronischen Schizophrenie; weitere Faktoren wurden lediglich in einem Teil der Untersuchungen nachgewiesen.

Studie	**Patienten N/Diag.**	**Unter.-instrumente**	**Rotation**	**Abbruch-kriterien**	**Anzahl Faktoren**
Andreasen et al., 1995	243/DSM	SANS/SAPS	VARIMAX	Eigenwert	3
Arndt et al., 1991	207/DSM	SANS/SAPS	keine Angabe	Eigenwert	3
Arndt et al., 1995	39/DSM	SANS/SAPS	keine Angabe	Eigenwert	3
Aubin et al., 1991	104/DSM	SANS	keine Angabe	keine Angabe	3
Bilder et al., 1985	32/RDC	SANS/SAPS	VARIMAX	Eigenwert	3
Brown und White,1992	139/DSM	SANS, Mancester	VARIMAX	Eigenwert	3
Cuesta und Peralta, 1995	100/DSM	PANSS	konfirmatorische Faktorenanalyse		3 oder 4
Gur et al., 1991	47/DSM	SANS/SAPS	keine Angabe	keine Angabe	3
Hornstein et al., im Druck	131/DSM	SANS, SAPS	VARIMAX	Eigenwert	3
Kay und Sevy, 1990	240/DSM	PANSS	equimax	Eigenwert	4
Klimidis et al., 1993	Meta-analyse	SANS/SAPS	multidimensionale Skalierung		3
Kulhara et al., 1986	98/ICD9	SANS/SAPS	VARIMAX	Eigenwert	3
Kulhara et al., 1990	79/ICD9	SANS/SAPS	VARIMAX	Eigenwert	3
Liddle, 1987a	40/DSM	1. CASH	oblique	keine Angabe	3
			2. PSE	oblique	3
Liddle und Barnes, 1990	57/DSM	SANS, SAPS	oblique Mancester	keine Angabe	3

Liddle et al., 1992	30/DSM	CASH	VARIMAX	keine Angabe	3
Lindenmayer et al., 1995a	240/DSM	PANSS	equimax	Screetest	5
Lindenmayer et al., 1995b	517/DSM	PANSS	keine Angabe	Screetest	5
Malla et al., 1993	155/DSM	SANS/SAPS	oblique	Screetest	3
Minas et al., 1992	114/DSM	SANS/SAPS	multidimensionale Skalierung		3
Miller et al., 1993	90/DSM	SANS/SAPS	keine Angabe	keine Angabe	3
Mundt, 1989	257/RDC	InSka	Orderanalyse		3
Peralta et al., 1992	115/DSM	SANS/SAPS	VARIMAX	Eigenwert	4
Peralta et al., 1994	253/DSM	PANSS	konfirmatorische Faktorenanalyse		3 oder 4
Phillips et al., 1991	466/DSM	SANS/SAPS	VARIMAX	Eigenwert	3
Thompson und Meltzer, 1993	131/DSM	SADS	VARIMAX	Screetest	3
	111/DSM	SADS	VARIMAX	Screetest	3
Toomey et al., 1997	630/DSM	SANS/SAPS	keine Angabe	keine Angabe	3

Legende: BPRS = brief psychiatric rating scale (Overall und Gorham, 1962); CASH = comprehensive assessment of symptoms and history (Andreasen, 1983); DSM = DSM-III oder DSM-III-R; Mancester = Mancester scale (Krawiecka et al., 1977); PANSS = positive and negative symptoms scale; PSE = present state examination (Wing et al.,1974); RDC = research diagnostic criteria; SADS = schedule of affective disorders and schizophrenia (Endicott und Spitzer, 1978); SANS = scale for the assessment of negative symptoms; SAPS = scale for assessment of positive symptoms; InSka = Intentionalitätsskala.

Dennoch konzentrieren sich die Unterschiede zwischen den Studien auf die Frage, ob Antriebssteigerung, Erregung, bizarres Ausdrucksverhalten i. S. der SANS oder Hinweise auf Aufmerksamkeitsstörungen anderen Faktoren untergeordnet sind oder eigene Faktoren konstituieren.

Demnach können die drei Subsyndrome trotz unterschiedlicher diagnostischer Kriterien, psychopathologischer Instrumente und statistischer Verfahren in verschiedenen Kulturkreisen reproduziert werden. Oder, umgekehrt formuliert: Während sich die schizophrene Kernsymptomatik regelmäßig in die beschriebenen Subsyndrome kristallisiert, verhält sich die schizophrene Ausdrucks- und Begleitsymptomatik variabel und erscheint wechselnd auf eigenen oder – gemeinsam mit den schizophrenen Kernsyndromen – auf anderen Faktoren.

Prospektive Verlaufsuntersuchungen können weiteren Aufschluß über die Stabilität der Subsyndrome geben. Die klassischen Prägnanztypen schizophrener Psychosen bezogen sich vor allem auf die Akutsymptomatik; ihre zeitliche Stabilität wird deshalb nicht einheitlich angegeben. Achtè (1961) beschreibt eine bemerkenswerte Stabilität der klinischen Syndrome; von 132 nach einem Katamnesezeitraum von bis zu 26 Jahren nachuntersuchten Patienten zeigten lediglich 21 einen Wechsel des klinischen Bildes. Nach Ciompi und Müller (1976/p. 94), die 1946 schizophren Erkrankte katamnestisch untersuchten (mittlere Katamnesedauer: 36.85 ± 13.25 Jahre) persistieren vor allem Symptome "die chronische, durch Autismus, affektive Verflachung, Kontaktverlust, Wahn und (besonders akustische) Halluzinationen gekennzeichnete ´Endzustände´ charakterisieren". Die Autoren folgern, daß "namentlich die mit dem Bilde einer paranoiden Schizophrenie beginnende Psychose und weniger ausgeprägt auch die seinerzeitigen Hebephrenien und ´einfachen Schizophrenien´ zu ungünstigen Langzeitverläufen" neigten (p.185). Janzarik (1968/p. 132) sieht die Prägnanztypen schizophrener Psychosen als "Extremvarianten oder Kombinationsformen an den Endpunkten und Schnittpunkten von Übergangsreihen", wobei er sich auf die Untersuchung von 100 chronisch Erkrankten, die in den fünfziger Jahren dauerhaft stationär behandelt wurden, bezieht. Die zitierten Ergebnisse beruhen zumeist auf Querschnittuntersuchungen, wobei die Initialsymptomatik den Krankenakten entnommen wurde. Prospektive Untersuchungen zu den drei Subsyndromen wurden in den letzten Jahren von Arndt et al. (1995), Gupta et al. (1997), Kulhara et al. (1990) und Phillips et al. (1991) durchgeführt: Kulhara et al. (1990) und Phillips et al. (1991) verglichen bei

79 bzw. 466 schizophren Erkrankten die Faktorenstruktur bei der Erstuntersuchung mit der nach einem Katamnesezeitraum von bis zu 30 Monaten. Beide Arbeitsgruppen beschrieben nur geringfügige Veränderungen. Arndt et al. (1995) analysierten die Veränderung der psychopathologischen Symptomatik bei 39 schizophren Erkrankten, die über 24 Monate in sechsmonatigen Abständen untersucht wurden. Die methodisch elaborierte Studie weist Befundänderungen entlang der drei Subsyndrome nach und bestätigt damit deren Unabhängigkeit. Vergleichbare Ergebnisse wurden jüngst von Gupta et al. (1997) mitgeteilt. Diese Ergebnisse stützen die Unterscheidung der drei Subsyndrome, lassen jedoch Fragen nach dem möglichen Einfluß der neuroleptischen Therapie oder aber des Lebensalters unbeantwortet. Mögliche Neuroleptikaeffekte wurden von Lindenmayer et al. (1995b) untersucht. Dabei zeigte der Vergleich der Faktorenstrukturen unter kontinuierlicher neuroleptischer Behandlung und sieben Tage nach ihrem Absetzen bei 517 Patienten keine größeren Veränderungen. Ein mitigierender Effekt des Lebensalters wurde von Ciompi und Müller (1976) herausgearbeitet, während Huber et al. (1979) nur einen geringen Einfluß des Lebensalters auf die Langzeitentwicklung schizophrener Psychosen konstatieren. Nach Pfohl und Winokur (1982) sind hiervon in erster Linie Wahnbildungen und Halluzinationen – nicht aber formale Denkstörungen und Negativsymptome – betroffen. Diese Befunde wurden jüngst von Schultz et al. (1997) weiterverfolgt: Die Querschnittsuntersuchung von 391 Patienten (Altersrange: 14-73 Jahre) zeigt, daß das wahnhafte Subsyndrom negativ, das asthenische aber positiv mit dem Lebensalter korreliert. Für das desorganisierte Subsyndrom war kein Zusammenhang mit dem Lebensalter ableitbar. Diesen Befunden folgend, bilden die Subsyndrome zumindest im mittelfristigen Verlauf zeitlich stabile Phänomene, wobei im weiteren Verlauf differentielle Effekte des Lebensalters zu diskutieren sind.

Dennoch wird die Frage, ob die Subsyndrome unabhängige Subtypen schizophrener Psychosen repräsentieren, von den meisten Autoren verneint: Liddle (1987a) findet die Subsyndrome untereinander signifikant korreliert und erwartet, das sie deshalb psychopathologische Dimensionen konstituieren, die beim einzelnen Patienten nebeneinander bestehen können. Kay (1990), Kay und Sevy (1990) und Lindenmayer et al. (1995a) schreiben diese Definition fort, indem sie von unabhängigen, aber koexistenten psychopathologischen Dimensionen sprechen, deren Extrempole den Prägnanztypen schizophrener Psychosen der klassischen Psychopathologie entsprechen. Diese Hypothese wird durch die Ergebnisse der vorgelegten Clusteranalysen mit den BPRS-Faktoren als Kriteriumsvariablen gestützt.

In beiden Clusteranalysen konnten vier Cluster identifiziert werden, die entsprechend der psychopathologischen Symptomatik als chronisch wahnhafte, chronisch asthenische, chronisch desorganisierte und remittierte Patientencluster zu bezeichnen waren. Dabei war die Symptomatik der chronischen Patientencluster nicht nur auf die zum jeweiligen Subsyndrom gehörenden Symptome beschränkt. Dieser Befund war für beide untersuchten Patientenstichproben reproduzierbar und entspricht Mundt (1985), der in einer repräsentativen Untersuchungsgruppe von 252 schizophren Erkrankten einen autistischen (wahnhaften), einen asthenischen und einen amorphen (desorganisierten) Prägnanztyp der Residualbildung unterscheidet. Die Subsyndrome der chronischen Schizophrenie repräsentieren deshalb weniger einzelne, scharf umgrenzte Subtypen der Erkrankung, als vielmehr psychopathologische Dimensionen, auf denen sich die Patienten entsprechend ihrer psychopathologischen Symptomatik einzelnen Subgruppen zuordnen lassen.

Alle drei chronischen Patientengruppen zeigten gegenüber dem remittierten Patientencluster eine signifikant ausgeprägtere Negativsymptomatik i. S. der Typ I/Typ II Dichotomie. Dieser Befund konnte in beiden Patientenstichproben erhoben und unabhängig von den eingesetzten Untersuchungsinstrumenten – InSka oder SANS – reproduziert werden. Negativsymptome bilden demnach keine psychopathologische Einheit, sondern können durch verschiedene Bedingungen entstehen: Während Negativsymptome bei den chronisch wahnhaften Patienten nach Carpenter et al. (1985) und Mundt (1985) erst sekundär als Rückzug auf dem Boden eines persistierenden wahnhaften Erlebens auftreten, bilden sie für die chronisch asthenischen Patienten ein primäres Krankheitssymptom. Bei den chronisch desorganisierten Patienten sind sie dagegen als Ausdruck gestörter Kommunikationsfähigkeit, affektiver Veränderungen und unsteten Verhaltens zu sehen (Barnes und Liddle, 1990).

Tatsächlich wird die psychopathologische Heterogenität der Negativsymptomatik i. S. der TypI /Typ II Dichotomie durch zahlreiche Untersuchungen belegt: So werden Negativsymptome auch bei anderen psychiatrischen Erkrankungen wie organischen Psychosen, affektiven Psychosen und neurotischen Störungen beobachtet (Kröber et al., 1994; Mundt et al., 1989). Negativsymptomatik i. S. der Typ I/Typ II Dichotomie korrespondieren mit einer breiten Palette anderer psychopathologischer und klinischer Auffälligkeiten. Hierzu gehören insbesondere Störungen der prämorbiden Adaptation, neuropsychologische Defizite und cerebrale Veränderungen, aber auch die Dauer der Erkrankung, eine persistierende produktive Symptomatik und extrapyramidale Nebenwirkungen (Marneros und Andreasen, 1992; McGlashan und Fenton, 1992). Entsprechende Zusammenhänge werden auch in den klassischen Verlaufstudien von Ciompi und Müller (1976), Huber et al. (1979) und Janzarik (1968) beschrieben. In der vorliegenden Studie waren deshalb Störungen der prämorbiden Adaptation, ein mäßiger Behandlungserfolg und ungünstige prognostische Faktoren mit Negativsymptomen i. S. der Typ I/ Typ II Dichotomie assoziiert, ohne zwischen den Subsyndromen zu differenzieren. Naheliegend erscheint die Vermutung, daß die Vielzahl dieser Befunde die Heterogenität der Negativsymptomatik selbst reflektiert. Andererseits könnte es sich auch um ein methodisches Artefakt handeln, das nicht nur der Heterogenität der Negativsymptomatik per se, sondern ihrer psychometrischen Operationalisierung anzulasten wäre. Alle psychometrischen Instrumente reduzieren die Komplexität psychopathologischer Phänomene, vor allem wenn an Stelle des Symptoms das daraus entstehende Verhalten bewertet wird (Mundt, 1989). So werden in SANS und InSka affektive Veränderungen über Störungen der affektiven und psychomotorischen Response erfaßt oder die soziale Integration anhand des Verhältnisses zu nahen Angehörigen oder Freunden bewertet. Diese Kritik der operationalisierten Erfassung psychopathologischer Symptomatik wird durch die Feststellung gestützt, daß Negativsymptome – bzw. residuale Veränderungen – auch phänomenologisch orientierten Psychiatern als zwar häufig bei schizophrenen Psychosen auftretende, jedoch nosologisch unspezifische Veränderungen gelten (Janzarik, 1986 und 1988).

Negativsymptome i. S. der Typ I/Typ II Dichotomie bilden damit die psychopathologische Endstrecke unterschiedlicher Subsyndrome der chronischen Schizophrenie. Gleichzeitig gehen Negativsymptome signifikante Verbindungen mit anderen klinischen, neuropsychologischen und cerebralen Veränderungen ein. Hierin liegt sowohl die eigentliche Stärke als auch ein möglicher Schwachpunkt dieses psychopathologischen Konzeptes: Bilden Negativsymptome ein einfaches Mittel, die Vielzahl klinischer, neuropsychologischer und cerebraler Veränderungen bei der chronischen Schizophrenie zu ordnen, werden sie umgekehrt der psychopathologischen Heterogenität dieser Veränderungen kaum gerecht.

Nach den vorliegenden Ergebnissen scheinen die Subsyndrome der chronischen Schizophrenie dem Konzept der Negativsymptomatik nicht einfach entgegenzustehen, sondern versprechen die in diesem Konzept vorgegebenen Verbindungen zwischen psychopathologischer Symptomatik und anderen klinischen oder cerebralen Auffälligkeiten weiter zu differenzieren. Diese Annahme wäre dadurch zu bestätigen, daß die hier untersuchten klinischen, neuropsychologischen und morphologischen Veränderungen zwar in Abhängigkeit von der Negativsymptomatik im Vergleich zwischen Patienten mit chronischen und remittierenden schizophrenen Psychosen nachweisbar sind, um gleichzeitig aber auch zwischen den Patientenclustern mit vorwiegend wahnhafter, asthenischer oder desorganisierter Symptomatik zu unterscheiden. In der Diskussion der Einzelbefunde soll deshalb zunächst nach dem Auftreten der jeweiligen Veränderungen bei den Patienten mit chronischen Schizophrenien im Vergleich zu Patienten mit remittierenden Verläufen oder gesunden Probanden gefragt werden. In einem zweiten Schritt werden dann die jeweiligen Ergebnisse auf die unterschiedlichen Subsyndrome der chronischen Schizophrenie übertragen.

4.2 Neuropsychologische Defizite, Neurologische Soft Signs und computertomographische Befunde

4.2.1 Mnestische Störungen bei Schizophrenien

Nach den vorliegenden Befunden sind Gedächtnisstörungen regelmäßig bei schizophrenen Psychosen zu beobachten. Mit Ausnahme des "unmittelbaren Reproduzierens" im Syndrom-Kurztest und des Tower of London Test variierten alle erhobenen Leistungen signifikant zwischen den Untersuchungsgruppen. Mnestische Defizite betreffen demnach bei Schizophrenien so unterschiedliche Bereiche wie das Arbeits-, das deklarative oder das prozedurale Gedächtnis und sparen lediglich das Kurzzeitgedächtnis aus. Diese Befunde werden durch die Arbeitsgruppe um Goldberg (Goldberg und Weinberger, 1988; Goldberg et al., 1988; Goldberg et al., 1993) sowie McKenna et al. (1990) oder Tamlyn et al. (1992) gestützt und erlauben eine Abgrenzung von den Gedächtnisstörungen bei dementiellen Erkrankungen, die regelmäßig auch zu Beeinträchtigungen des Kurzzeitgedächtnisses führen (Kopelmann, 1986). Goldberg et al. (1993) schlagen deshalb vor, Gedächtnisstörungen bei Schizophrenien als "Dysmnesien" zu bezeichnen.

Mit Blick auf die Beobachtung in der klassischen Psychopathologie, wonach Gedächtnisstörungen meist bei organischen Psychosen auftreten (Aschaffenburg, 1915), erscheinen diese Ergebnisse zunächst überraschend: Während Kraepelin (1913) Aufmerksamkeitsstörungen bei schizophrenen Psychosen "sehr häufig und in auffallender Ausprägung" (p. 671) begegnet, sieht er das Gedächtnis "verhältnismäßig wenig gestört". Unter Hinweis auf eine klinische Untersuchung von Gregor und Hänsel (1908) verweist Kraepelin jedoch auf Störungen der Merkfähigkeit, die sich in "sehr ungleichmäßigen Werten für die aufeinanderfolgenden Reproduktionen" mit der Neigung "sich einzunisten" äußerten (p. 684/685). Kurt Schneider (1934) sieht Merkfähigkeitsstörungen bei Schizophrenien weniger als primäres Ergebnis eines Gedächtnisdefizites, sondern als Folge anderer psychopathologischer Symptome wie Störungen der Affektivität oder residualer Veränderungen. Mnestische Defizite bei Schizophrenien werden damit als inkonstantes und im Vergleich zu den entsprechenden Charakteristika organischer Psychosen komplexes Phänomen geschildert. Diese Beschreibung bestätigt die hier dokumentierten Ergebnisse, demnach mnestische Defizite bei schizophrenen Psychosen als heterogene Störungen zu betrachten sind:

Deklarative Gedächtnisstörungen bei Schizophrenien werden auch in den bereits zitierten Studien von Saykin et al. (1991 und 1994) oder Tamlyn et al. (1992) beschrieben. Im Vergleich von je 36 unbehandelten schizophren Erkrankten und gesunden Probanden fanden Saykin et al. (1991) prononcierte Defizite in den Subtestungen der Wechsler Memory Scale (Wechsler, 1945) zum semantischen, visuellen und verbalen Gedächtnis. In einer zweiten Studie konnte die Arbeitsgruppe diese Ergebnisse bestätigen. Die Studie umfaßte 37 gänzlich unbehandelte, "neuroleptika-naive", 65 vorbehandelte, aber zum Untersuchungszeitpunkt "neuroleptika-freie" schizophren Erkrankte sowie 131 gesunde Probanden. Wiederum waren die Patienten durch deutlich verringerte deklarative Gedächtsnisleistungen, besonders des verbalen Gedächtnisses, ausgewiesen. Vergleichbare Ergebnisse werden von Tamlyn et al. (1992), die insgesamt 60 schizophren Erkrankte untersuchten, mitgeteilt.

Die Unterscheidung zwischen deklarativem und prozeduralem Gedächtnis wurde zunächst klinisch bei Patienten mit amnestischem Syndrom getroffen: Sowohl das klinische Bild als auch neuropsychologische Testungen zeigen, daß diese Patienten im typischen Fall mit Ausnahme des Kurzzeitbereiches und teilweise länger zurückliegender Lebensereignisse unfähig bleiben, neue

Inhalte willentlich zu behalten, um jedoch gleichzeitig unwillkürliche Abläufe neu erlernen zu können. Ausführlich wurde dieses Phänomen bei dem Patienten H.M. dokumentiert, der sich 27jährig 1953 zur Behandlung eines sonst unbeherrschbaren Anfallsleidens einer bilateralen Ablatio der medialen Temporallappen einschließlich des anterioren Hippokampus, des Gyrus posthippokampalis und der Amygdala unterziehen mußte (Dudai, 1989; Milner et al., 1968). Mit dem Eingriff konnte das Anfallsleiden gelindert werden; allerdings zeigte H.M. nun ein schweres amnestisches Syndrom mit Störungen des Langzeit- bei weitgehend erhaltenem Kurzzeitgedächtnis. Wie bei anderen amnestischen Patienten blieb das Kurzzeitgedächtnis verschont, das entstehende klinische Bild kann mit Conrad (1953) prägnant als "Minutengedächtnis" bezeichnet werden. Dennoch gelingt es amnestischen Patienten, neue Inhalte implizit oder prozedural zu lernen. Testpsychologisch wurde dieses Phänomen anhand des Lesens spiegelschriftlich gesetzter Texte (Cohen und Squire, 1980), oder aber der Lösung sequentieller Planungsaufgaben wie des hier eingesetzten Tower of Toronto Testes (Cohen et al., 1985), nachgewiesen. Diese Dissoziation zwischen deklarativen Gedächtnisstörungen bei erhaltenem prozeduralen Gedächtnisleistungen kann aber auch klinisch beobachtet werden: So hat ein eigener amnestischer Patient trotz stationär bleibender deklarativer Gedächtnisstörungen gelernt, die Frage nach den Namen seiner behandelnden Ärzte dadurch zu beantworten, daß er sie vom Namensschild auf deren Kittel ablas. Gleichwohl blieb er außerstande, die Namen zu behalten, sein Lernen blieb also "prozedural" auf den Prozeß der Antwortfindung beschränkt. Weitere kasuistische Beispiele sind bei Dudai (1989/pp. 254 - 257) dokumentiert.

Mit bildgebenden Verfahren gelang es, die cerebrale Basis dieser Gedächtnisarten zu identifizieren: Unterstreicht schon die Kasuistik des Patienten H.M. die Bedeutung des medialen Temporallappens für das deklarative Gedächtnis, so konnte eine erste MRT-Studie (Press et al., 1989) korrespondierende morphologische Veränderungen im medialen Temporallappen bei amnestischen Patienten nachweisen. Auch MRT-Studien bei der Alzheimer´schen Erkrankung (Pantel et al., 1997), zu deren Achsensymptomen deklarative Gedächtnisstörungen gehören, beschreiben entsprechende Veränderungen des Amygdala-Hippokampuskomplexes.

Störungen des prozeduralen Gedächtnisses werden klinisch bei Erkrankungen der Basalganglien wie dem Parkinson Syndrom oder der Chorea Huntington beobachtet (Saint-Cyr et al., 1988). Das prozedurales Gedächtnis umfaßt unterschiedliche Bereiche, wie Primingleistungen, sowie den unwillkürlichen Erwerb motorischer Fähigkeiten oder kognitiver Abläufe (Squire, 1986). Nach den vorliegenden Ergebnissen ist insbesondere der unwillkürliche Erwerb kognitiver Abläufe bei Schizophrenien eingeschränkt. Vergleichbare Ergebnisse sind in der Literatur dokumentiert: Gras-Vincendon et al. (1994) untersuchten zwei unterschiedliche prozedurale Gedächtnisleistungen – eine Primingleistung in einer Wortstammergänzungsaufgabe und den Tower of Toronto Test als sequentielle Planungsaufgabe – bei je 24 schizophren Erkrankten und alters- wie geschlechtsangeglichenen gesunden Probanden. Im Gruppenvergleich waren die schizophren Erkrankten durch eine signifikant verringerte Leistung im Tower of Toronto Test, nicht aber in der Primingaufgabe, ausgewiesen. Wie die gesunden Probanden zeigten die schizophren Erkrankten eine Leistungsverbesserung im Tower of Toronto Test bei wiederholten Testdurchgängen, die jedoch die Gruppenunterschiede nicht aufhob. Goldberg et al. (1993) verwandte eine sequentielle Planungsaufgabe (vergleichbar dem Tower of Toronto Test) als auch das "pursuit rotor tracking" zur Prüfung des prozeduralen Erwerbs motorischer Fertigkeiten bei 24 monozygoten, für schizophrene Psychosen diskordanten Zwillingspaaren und sieben gesunden monozygoten Kontrollpaaren. Im Vergleich zur Kontrollgruppe zeigten die nicht-erkrankten, aber genetisch belasteten Zwillinge eine signifikante Leistungseinschränkung in der Planungs-, nicht aber der motorischen Aufgabe. Vergleichbare Befunde wurden unter Einsatz einer sequentiellen Planungsaufgabe von Morris et al. (1995) und Schmand et al. (1992) bzw. des "pursuit rotor tracking" von Kern et al. (1997) beschrieben. Dabei zeigten die Patienten gegenüber den gesunden Probanden eine verringerte Leistung in sequentiellen Planungsaufgaben, wie dem Tower of London Test, die sich bei Wiederholungsuntersuchungen zwar stabilisierte, ohne jedoch das Niveau der gesunden Probanden zu erreichen. Auch die hier durchgeführte Verlaufsuntersuchung ergab eine entsprechende Befundkonstellation. Demnach ist der unwillkürliche Erwerb kognitiver und motorischer Fähigkeiten bei Schizophrenien in Abhängigkeit von der psychopathologischen Symptomatik eingeschränkt, ohne vollständig aufgehoben zu sein.

Bei schizophrenen Psychosen werden prozedurale Gedächtnisstörungen auf die Integrität der Basalganglien und des medialen frontalen Kortex bezogen: Granholm et al. (1993) fanden bei 11 chronisch schizophren Erkrankten Störungen des prozeduralen Gedächtnisses mit Spätdyskinesien und verkürzten T_2-Relaxationszeiten in den Nuclei caudati im MRT assoziiert. Andreasen et al. (1992) untersuchte die regionale Hirndurchblutung unter einer prozeduralen Gedächtnisaufgabe bei 36 schizophren Erkrankten und 15 gesunden Probanden. Zeigten die gesunden Probanden eine Aktivierung des medialen frontalen Kortex unter der Testaufgabe, kam bei den Patienten diese Reaktion mit fortschreitender Chronizität der Erkrankung kaum mehr zur Darstellung.

Störungen des Arbeitsgedächtnisses bei schizophrenen Psychosen wurden wiederholt beschrieben (Flemin et al., 1995; Goldberg et al., 1993 und 1994; Saykin et al., 1991 und 1994). Der Zusammenhang zwischen Arbeitsgedächtnis und Funktion des dorsolateralen präfrontalen Kortex wurde tierexperimentiell eindrucksvoll von Goldmann-Rakic (1991) dargelegt. Diese Befunde konnten mit bildgebenden Verfahren durch die Arbeitsgruppe um Weinberger bestätigt werden: Bei gesunden Probanden (Marenco et al., 1993) bestand eine signifikante Aktivitätszunahme im dorsolateralen präfrontalen Kortex unter dem Wisconsin Card Sorting Test im Vergleich zu einer Untersuchung unter Ruhebedingungen. Dagegen waren schizophren Erkrankte durch eine verminderte Aktivierung des präfrontalen Kortex ausgewiesen (Weinberger et al., 1988). Dieser Befund wurde auch bei noch nicht oder nur kurzfristig neuroleptisch behandelten Ersterkrankten beschrieben (Rubin et al., 1991), so daß ein Einfluß der neuroleptischen Behandlung auf die Befunde unwahrscheinlich ist. Entsprechendes läßt sich auf eine mögliche familiäre Belastung anwenden, nachdem Berman et al. (1992) bei monozygoten, für schizophrene Psychosen diskordanten Zwillingspaaren eine Minderaktivierung des dorsolateralen präfrontalen Kortex unter dem Wisconsin Card Sorting Test lediglich bei den manifest Erkrankten, nicht aber deren phänotypisch gesunden Geschwistern nachwies.

4.2.2 Mnestische Störungen und Subsyndrome

Der Heterogenität der Gedächtnisstörungen entsprechend variierten die einzelnen Testleistungen signifikant zwischen den Patientenclustern. Im chronisch wahnhaften Cluster war die geringste Leistung im Syndrom-Kurztest "mittelbares Wiedererkennen" zu protokollieren. Dieser Befund erreichte gegenüber allen anderen Untersuchungsgruppen Signifikanzniveau und verweist auf eine Beeinträchtigung der Merkfähigkeit im Langzeitbereich. Auch Norman et al. (1997) fanden bei 87 schizophren Erkrankten das wahnhafte Subsyndrom mit Störungen des deklarativen Gedächtnisses korreliert. Nach McKenna (1991) sind Störungen des deklarativen, insbesondere des semantischen Gedächtnisses für die Wahnentstehung von zentraler Bedeutung: würden Informationen nicht oder gar fehlerhaft gespeichert, werde die Bewertung neuer Ereignisse beeinträchtigt. Einmal begonnen, unterhalte sich diese fehlerhafte Speicherung selbständig weiter, da nun die Speichermodi für neue Eindrücke an sich verändert seien. Tatsächlich wird eine Beteiligung von Defiziten des deklarativen Gedächtnisses auch an der Entstehung wahnartiger Symptome, wie dem Capgras-Syndrom bei organischen Psychosen angenommen (Christodoulou, 1991). Nach Cutting (1991) werden die fraglichen Zusammenhänge durch die klinische Beobachtung relativiert, daß zahlreiche Patienten zwar mnestische oder gnostische Defizite zeigen, ohne jedoch wahnhafte Symptome zu entwickeln. Cutting hypostasiert deshalb eine weitergehende neuropsychologische Störung, die er als "a disturbance in the judgement of identity or uniqueness" konzipiert.

Die asthenischen Patienten waren im Vergleich zu den gesunden Probanden und den Patienten mit remittierenden Verläufen durch eine signifikante Minderung der prozeduralen Gedächtnisleistung charakterisiert, wobei die Werte der chronisch wahnhaften und asthenischen Patientencluster unmittelbar aneinandergrenzen. Dieser Befund entspricht den Ergebnissen von Goldberg und Weinberger (1988) sowie Goldberg et al. (1993), die Negativsymptome mit Einschränkungen des prozeduralen Gedächtnisses korreliert fanden. Vergleichbar mit der Studie von Liddle (1987b) zeigten die asthenischen Patienten eine eingeschränkte Reproduktionsfähigkeit und wiesen mit den desorganisierten Patienten die geringste Zahl "erkannter Kategorien" im Wisconsin Card Sorting Test auf.

Vor allen anderen Patientenclustern waren die desorganisierten Patienten durch die hohe Zahl perseverativer Fehler im Wisconsin Card Sorting Test, sowie – gemeinsam mit den chronisch wahnhaften Patienten – durch eine geringe Leistung im Benton-Test charakterisiert. Vergleichbare Ergebnisse wurden von Liddle (1987b) beschrieben. Auch Spitzer (1993) fand unter Einsatz einer "delayed response task" das Arbeitsgedächtnis bei Patienten mit formalen Denkstörungen am stärksten beeinträchtigt. Der Zusammenhang zwischen formalen Denkstörungen und Störungen des Arbeitsgedächtnisses wird von Goldmann-Rakic bestätigt (1991), die anhand klinisch-psychopathologischer Überlegungen in formalen Denkstörungen eine direkte Folge von Defiziten im Arbeitsgedächtnis erkennt.

Zusammenhänge zwischen diesen Ergebnisse und dem Schweregrad der Symptomatik, Einschränkungen der Kooperationsfähigkeit oder Medikamentennebenwirkungen waren nicht nachweisbar. Weder der Schweregrad der Symptomatik, noch die Annahme einer eingeschränkten Mitarbeit können die signifikanten Unterschiede innerhalb der chronischen Patientengruppen schlüssig erklären; zudem waren die "unklaren Fehler" im Wisconsin Card Sorting Test, die als Hinweis auf eine geringe Kooperation gelten, zufällig über alle Untersuchungsgruppen verteilt. Darüber hinaus zeigten alle Patienten eine Stabilisierung der neuropsychologischen Leistungen unter neuroleptischer Therapie. Tatsächlich wurden mnestische Defizite auch bei unbehandelten Patienten beschrieben (Saykin et al., 1991 und 1994) und gehen nur geringfügige, nicht-signifikante Korrelationen mit der Dosierung der neuroleptischen Medikation einschließlich der oft zur Kupierung extrapyramidaler Nebenwirkungen notwendigen anticholinerg wirksamen Substanzen ein (Gras-Vincendon et al., 1994; Tamlyn et al., 1992). Zusammen mit der oben beschriebenen Verlaufsabhängigkeit, aber auch dem Nachweis entsprechender Defizite bei familiär belasteten, aber phänotypisch gesunden Probanden (Goldberg et al., 1993), sprechen diese Befunde gegen eine Verursachung der mnestischen Störungen durch die neuroleptische Therapie.

Andererseits könnten die Gedächtnisauffälligkeiten auch Folge einer allen Gruppen gemeinsamen Störung der Aufmerksamkeit sein (Saykin et al., 1991; McGhie und Chapmann, 1962). Diese Vermutung wird durch die in der vorliegenden Studie beschriebenen signifikanten Korrelationen zwischen Aufmerksamkeitsstörungen und mnestischen Defiziten gestützt. Aufmerksamkeitsstörungen waren jedoch bei allen chronischen Patientenclustern gegenüber den Patienten mit remittierenden Verläufen und gesunden Probanden in vergleichbarem Ausmaß nachweisbar und konnten deshalb die Gruppenunterschiede kaum erklären. Demnach bilden Aufmerksamkeitsstörungen ein heterogenes Phänomen, das bei unterschiedlichen Patientengruppen und deshalb auch mit zahlreichen anderen neuropsychologischen Störungen assoziiert auftreten kann.

4.2.3. Neurologische Soft Signs bei Schizophrenien

In beiden klinischen Untersuchungen wurde eine Verlaufsabhängigkeit der NSS deutlich: Waren die höchsten NSS-Scores im Akutzustand unmittelbar nach stationärer Aufnahme zu erheben, so fand sich bereits am siebten Behandlungstag ein signifikanter Abfall der NSS-Scores, der sich bis zur

Remission der Akutsymptomatik fortsetzte. Dieser Abfall der NSS erschien bei den Patienten mit remittierenden schizophrenen Psychosen gegenüber den mit chronischen Verläufen ausgeprägter; sowohl die einzelnen, am siebten Behandlungstag und nach Remission der Akutsymptomatik erhobenen NSS-Scores, als auch ihr Verlauf zwischen Aufnahme- und Entlassungsuntersuchung unterschieden signifikant zwischen beiden Verlaufsgruppen.

Ein vergleichbares Ergebnis wird von Jahn et al. (z. Veröffent. eingereicht) mitgeteilt. Die Arbeitsgruppe untersuchte ausschließlich motorische NSS bei 79 Patienten mit subchronischen bzw. chronischen Verläufen. Wiederholungsuntersuchungen wurden 14-21 Tage später durchgeführt und erbrachten einen signifikanten Abfall der NSS-Scores mit klinischer Stabilisierung. Tucker und Silberfarb (1978) beschreiben in einer Verlaufsuntersuchung über drei Jahre einen Abfall der NSS-Scores bei allen untersuchten Patienten, der allerdings das Signifikanzniveau verfehlte. Auch die Untersuchung (Schröder et al., im Druck) ersterkrankter, unbehandelter "neuroleptika-naiver" Patienten vor und nach Abschluß einer standardisierten neuroleptischen Therapie (Benperidol 12-16mg/d über 25d) belegte eine Verlaufsabhängigkeit der NSS (vergl. Abbildung 4.2.2). Ein vergleichbarer Befund wurde von Torrey (1980) mitgeteilt, der zwei NSS (Graphästhesie und Hand-Gesichts-Test) bei 35 schizophren Erkrankten im Abstand von wenigstens zwei Monaten untersuchte.

Im Vergleich von Patienten mit remitterenden und chronischen Verläufen findet auch Torrey (1980) die höchsten NSS-Scores bei den chronisch Erkrankten; ein übereinstimmendes Ergebnis wird von Mohr et al. (1992 und 1993) angegeben, die insgesamt 104 schizophren Erkrankte untersuchten. Eine Verlaufsabhängigkeit ist auch aus den signifikanten Korrelationen zwischen NSS und der psychopathologischen Symptomatik abzulesen, wie sie in der vorliegenden Untersuchung oder von King et al. (1991), Manschreck und Ames (1984) oder Tucker et al. (1975) für formale Denkstörungen und Negativsymptome mitgeteilt werden.

Gleichzeitig lagen die NSS-Scores aller schizophren Erkrankten noch nach Remission der Akutsymptomatik signifikant über denen der gesunden Kontrollgruppe. Dieser Befund relativiert die oben skizzierte Verlaufsabhängigkeit der NSS und läßt einen trait-Charakter der NSS vermuten.

In besonderem Maße sprechen jedoch Untersuchungen an monozygoten, für schizophrene Psychosen diskordanten Zwillingen (Torrey, E. F., 1994; Niethammer et al., z. Veröffent. eingereicht) und klinisch nicht betroffenen Angehörigen schizophren Erkrankter (Rossi et al., 1990) für den trait-Charakter der NSS. Exemplarisch für diese Studien sind hier die Ergebnisse von Niethammer et al. (z. Veröffent. eingereicht) in Abbildung 4.2.1 wiedergegeben. Die Arbeitsgruppe untersuchte die NSS-Scores bei 10 für schizophrene Psychosen konkordanten und 16 diskordanten Zwillingspaaren. 18 konkordant-gesunde Paare dienten als Kontrollgruppe. Die höchsten NSS-Scores waren bei den konkordant Erkrankten zu erheben; signifikant geringere Scores bestanden bei den nicht-erkrankten Zwillingen aus diskordanten Paaren. Gleichzeitig lagen die NSS-Scores dieser Gruppe noch signifikant über denen der Kontrollgruppe.

__Abbildung 4.2.1:__ NSS und genetische Belastung. Die höchsten NSS-Scores bestanden bei den für schizophrene Psychosen konkordanten und diskordanten Paaren. Gesunde Probanden zeigten signifikant geringere Scores; dieser Befund galt auch im Vergleich zu den nicht-erkrankten Zwillingen aus diskordanten Paaren. (nach Niethammer et al., z. Veröffent. eingereicht)

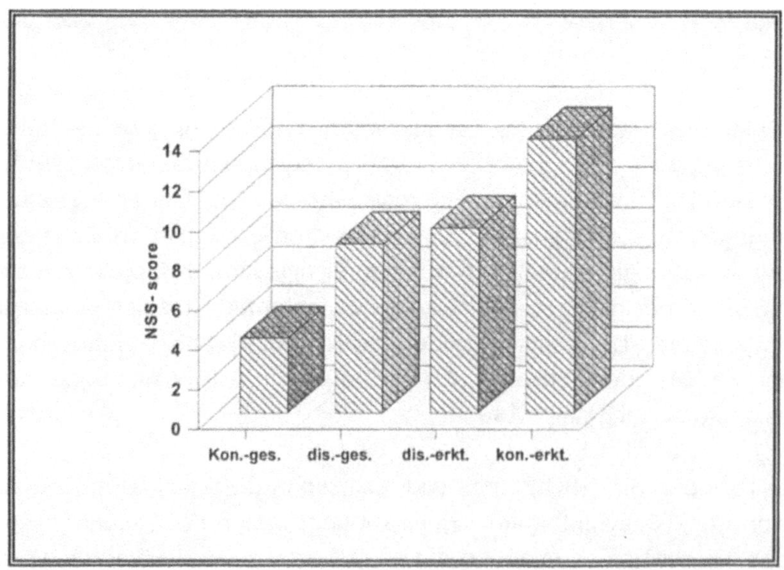

Legende: Kon.-ges. = konkordant gesunde Paare; dis.-ges. = diskordant-gesund; dis.-erkt = diskordant-erkrankt; kon.-erkt. = konkordant-erkrankt.

Diesen Ergebnissen entspricht der Befund der dänisch-israelischen "high-risk"-Studie (Marcus et al., 1985), die eine erhöhte Inzidenz von NSS bei genetisch belasteten Kindern fand. Den NSS vergleichbare psychomotorische Auffälligkeiten konnten noch retrospektiv von Walker und Lewine (1990) anhand von Filmaufnahmen, die die später Erkrankten und ihre Geschwister in einem Alter von bis zu fünf Jahren zeigten, bestätigt werden. Die Filmaufnahmen wurden 12 Beurteilern vorgelegt, deren überwiegende Mehrheit das später erkrankte Kind anhand eines weniger neugierigen Ausdrucksverhaltens mit geringem Blickkontakt, selteneren positiven Affektäußerungen und weniger ausgeprägten fein- wie grobmotorischen Koordinationsleistungen erkannte. Diese Auffälligkeiten erreichen jedoch nicht ein solches Ausmaß, daß sie schon auf Fotoaufnahmen erkennbar wären (Niedermeyer, 1993). Auch in der vorliegenden Studie konnten Zusammenhänge zwischen den NSS und eher trait-abhängigen Variablen, also Strauss-Carpenter Prognose- und prämorbidem Adaptationsscore, nachgewiesen werden.

NSS können deshalb weder als eindeutig state- noch trait-abhängige Störungen kategorisiert werden, sondern sind als heterogenes Phänomen zu verstehen. Die Heterogenität der NSS gilt jedoch sowohl für die Korrelationen der NSS mit anderen, state- oder trait-abhängigen klinischen Variablen als auch für die NSS selbst, da in allen vorliegenden NSS-Skalen unterschiedliche motorische und sensorische Störungen als NSS zusammengefaßt werden. Tatsächlich zeigen faktorenanalytische Studien (Marcus et al., 1985; Schröder et al., 1992), daß NSS auf mehreren Faktoren laden.

Mit dieser "doppelten" Heterogenität korrespondieren die in der vorliegenden Arbeit aufgezeigten Zusammenhänge zwischen NSS, neuropsychologischen und computertomographischen Variablen. Für die neuropsychologischen Variablen konnten signifikante Korrelationen zwischen NSS und den Leistungen im Tower of Toronto, Wisconsin Card Sorting und Benton-Test sowie Aufmerksamkeitsbelastungstest nachgewiesen werden. Nachdem die Aufmerksamkeitsleistung gleichzeitig mit den NSS und den neuropsychologischen Variablen korrelierte, war es notwendig, diese Zusammenhänge um den Einfluß der Aufmerksamkeit zu korrigieren. Während der Zusammenhang zwischen NSS und Leistung im "Tower of Toronto Test" zu verwerfen war, blieben die übrigen Korrelationen auch nach Auspartialisierung der Aufmerksamkeitsleistung bestehen. Diese Ergebnisse zeigen, daß sich NSS nur bedingt auf eine primär motorische oder sensorische Fehlfunktion reduzieren lassen, sondern mit anderen klinischen und neuropsychologischen

Charakteristika schizophrener Psychosen unmittelbare Zusammenhänge eingehen.

Im Vergleich zu perseverativen Fehlern im Wisconsin Card Sorting Test, die eng mit Störungen des Arbeitsgedächtnisses korrespondieren und topologisch auf die Area 46 bezogen werden (Goldmann-Rakic, 1991), bilden Aufmerksamkeitsstörungen oder eine verminderte Leistung im Benton-Test klinisch und topologisch weniger eng definierbare Störungen ab. Die Korrelationen zwischen NSS, perseverativen Fehlern im Wisconsin Card Sorting Test und Aufmerksamkeitsstörungen werden durch Walker und Green (1982), sowie Mohr et al. (1993) bestätigt; Zusammenhänge zwischen NSS und Fehlern im Benton-Test konnten auch bei Patienten mit Persönlichkeitsstörungen (Kröber et al., 1993) und depressiv Erkrankten (Schröder et al., 1993) nachgewiesen werden. NSS verhalten sich also auch gegenüber neuropsychologischen Leistungen heterogen: Sowohl klinisch und topologisch eng definierte Leistungsstörungen, als auch global gefaßte Defizite korrelieren mit den NSS.

Leistungen des prozeduralen und des deklarativen Gedächtnisses, wie sie durch den Tower of Toronto Test und den Syndrom-Kurztest geprüft werden, unterschieden signifikant zwischen Patienten mit chronischen und remittierenden Verläufen, ohne jedoch mit den NSS signifikant zu korrelieren. Diesen Gedächtnisarten wird im Vergleich zum Arbeitsgedächtnis eine andere physiologische Grundlage zugeschrieben (Squire, 1986). Umgekehrt zeigt dieses Ergebnis, daß NSS nicht unspezifisch die Schwere der Erkrankung reflektieren. NSS sind deshalb als klinisch heterogene, den Verlauf endogener Psychosen regelmäßig begleitende Phänomene zu betrachten.

Von den sechs CCT-Variablen korrelierte nur die Weite des III. Ventrikels signifikant mit den NSS. Dieser Befund deckt sich mit den von Franz et al. (1997) mitgeteilten Ergebnissen. Nach Shelton und Weinberger (1987) soll die Weite des III. Ventikels bei thalamischen und hypothalamischen Prozessen vergrößert sein. Klinisch erscheint dieses Ergebnis plausibel, da der Thalamus nicht nur für somato-sensible Afferenzen eine wichtige Schaltstation bildet, sondern auch modifizierend auf motorische Leistungen einwirken kann (Duus, 1983). Die anderen CCT-Variablen, einschließlich der VBR, korrelierten nicht mit den NSS. Auch andere Autoren (King et al., 1991; Torrey, 1980) fanden für die VBR, die die globale Weite der inneren Liquorräume wiedergibt, negative Ergebnisse.

Hierfür können methodische Mängel der CCT, vor allem das relativ geringe Auflösungsvermögen und damit die Möglichkeit von Fehlern zweiter Ordnung, angeführt werden. Dem ist entgegenzuhalten, daβ NSS Funktionsstörungen cerebraler Systeme widerspiegeln, die – möglicherweise interindividuell nicht einheitlich – verschiedene Hirnregionen umfassen können und deshalb erst mit funktionellen bildgebenden Verfahren zuverlässig faβbar sind. Die Aktivierung der sensomotorischen Kortizes und der supplementory motor area (SMA) unter repetitiven Bewegungen wurde in zahlreichen Studien untersucht (Colebatch et al., 1991; Fox et al., 1985; Kim et al., 1993; Roland et al., 1980; Schröder et al., 1995). Die entsprechende Ergebnisse werden mit der fMRT-Studie im Addendum diskutiert. Dagegen lassen die dokumentierten Korrelationen zwischen NSS und kognitiven Leistungen eine Beteiligung nicht-motorischer Hirnareale an den NSS, d.h. vor allem komplexen Bewegungsleistungen erwarten.

Frith et al. (1991) untersuchten die regionale Hirnaktivität im frontalen Kortex unter bereits erlernten Routinebewegungen und für die Probanden unbekannten, schwierigen motorischen Aufgaben. Im Vergleich zu einfachen Routinebewegungen wurden schwierige motorische Aufgaben stets von einer Aktivierung des Frontalhirnes im dorsolateralen präfrontalen Kortex und im anterioren Cingulum begleitet. Diesem Ergebnis entsprechen die Befunde von Shadmehr und Holcomb (1997), wonach der präfrontale Kortex am Erwerb komplexer Bewegungsabläufe beteiligt ist.

Diese Befunde zeigen, daß an komplexeren Bewegungsabläufen auch die kortikalen Areale beteiligt sind, denen primär andere als motorische oder sensorische Funktionen zugeordnet werden. Naheliegend erscheint die Hypothese, daß mit der von Frith et al. (1991) sowie Shadmehr und Holcomb (1997) angegebenen Koaktivierung des dorsolateralen präfrontalen Kortex und des anterioren Cingulums unter komplexen Bewegungsfolgen die klinischen Zusammenhänge zwischen NSS und Leistung im Wisconsin Card Sorting erklärbar werden.

4.2.4 Neurologische Soft Signs und Subsyndrome

Innerhalb der chronischen Patientencluster waren die Patienten mit desorganisierter und mit asthenischer Symptomatik durch die höchsten NSS-Scores ausgewiesen. Dieser Befund war in beiden Patientenstichproben zu erheben und entspricht den hohen Korrelationen zwischen NSS, formalen Denkstörungen und Negativsymptomen, die bereits oben diskutiert wurden. Vergleichbare Befunde wurden von Hornstein et al. (im Druck) und Liddle (1987b), mitgeteilt, die 131 bzw. 47 chronisch schizophren Erkrankte untersuchten. Dennoch sind spezifische Zusammenhänge zwischen dem asthenischen bzw. desorganisierten Subsyndrom und den NSS zu verneinen, da erhöhte NSS-Scores – in absteigender Reihenfolge – auch bei Patienten mit chronisch wahnhafter bzw. Patienten mit remittierter Symptomatik im Vergleich zu gesunden Probanden bestanden.

Einwände gegenüber diesen Befunden betreffen vor allem die möglichen Zusammenhänge zwischen den NSS und extrapyramidalen Nebenwirkungen. Ein substantieller Zusammenhang ist jedoch aus mehreren Gründen unwahrscheinlich: (1.) NSS-Scores zeigen verlaufsabhängig unter neuroleptischer Therapie eine signifikante Abnahme; (2.) erhöhte NSS-Scores sind auch in Abhängigkeit von der genetischen Belastung mit schizophrenen Psychosen bei klinisch gesunden Probanden nachweisbar; (3.) Vergleiche zwischen mit Clozapin bzw. mit konventionellen Neuroleptika behandelten Patienten erbrachten keine signifikanten Unterschiede hinsichtlich der NSS-Scores; (4.) signifikante Korrelationen zwischen NSS und extrapyramidalen Nebenwirkungen wurden nicht durchgängig, sondern nur in einzelnen Studien nachgewiesen; zudem sind (5.) signifikant erhöhte NSS-Scores auch bei ersterkrankten, neuroleptisch gänzlich unbehandelten, Patienten auffällig.

Die unter 1. bis 3. genannten Punkte werden durch die vorliegende Arbeit belegt; hinsichtlich der NSS-Scores unter Clozapin (vergl. Abbildung 3.3.2) sei hier außerdem auf die bereits zitierte Arbeit von Jahn et al. (z. Veröfftl. eingereicht) verwiesen, die bei 79 schizophren Erkrankten ebenfalls keine signifikante Variation der NSS-Scores zwischen den Patienten, die konventionelle Neuroleptika erhielten bzw. denen, die auf Clozapin eingestellt waren, erbrachte. Darüber hinaus wurden in dieser Studie neuroleptikainduzierte Nebenwirkungen detailliert erfaßt. Dabei konnte lediglich eine geringgradige Korrelation zwischen den NSS-Scores und extrapyramidalen Nebenwirkungen, nicht jedoch Spätdyskinesien oder Akathisie belegt werden. Erhöhte NSS-Scores wurden auch bei ersterkrankten, gänzlich unbehandelten Patienten nachgewiesen (Sanders et al., 1994; Schröder et al., im Druck). Stellvertretend für diese Untersuchungen sind die Ergebnisse der eigenen Studie in Abbildung 4.2.2 zitiert.

Abbildung 4.2.2: Scores für NSS und extrapyramidale Nebenwirkungen (EPS) bei "neuroleptika-naiven" Ersterkrankten (n = 15) vor und nach Abschluß einer standardisierten neuroleptischen Therapie (Benperidol 12-16 mg/d über 25 d). (nach Schröder et al., im Druck)

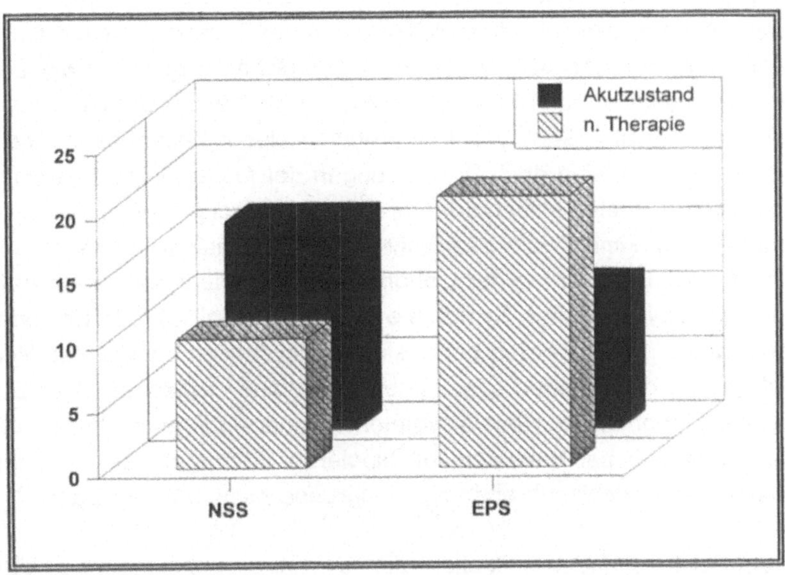

Demnach kommt es auch bei zuvor gänzlich unbehandelten schizophren Erkrankten zu einem signifikanten Rückgang der NSS-Scores (Akutzustand: 16,2 ± 7,5; nach Therapie: 10,0 ± 4,7; p<0,05) mit Remission der Akutsymptomatik unter neuroleptischer Behandlung. Parallel dazu steigen die Scores für extrapyramidale Nebenwirkungen – hier erfaßt auf der Skala nach Simpson und Angus (1970) – signifikant an (Akutzustand: 1,1 ± 0,9; nach Therapie: 2,1 ± 1,6; p<0,05). Diese Befunde stützen die Hypothese, daß NSS Teil der schizophrenen Symptomatik und nicht Folge der neuroleptischen Therapie sind.

4.2.5 Computertomographische Veränderungen bei Schizophrenien

Von den sechs erhobenen CT-Variablen variierten fünf, der Ventrikelindex, die ventricle brain ratio (VBR), die Weite des III. Ventrikels und des frontalen Interhemisphärenspaltes, sowie die Durchschnittsweite der kortikalen Sulci signifikant zwischen dem remittierten und den drei chronischen Patientenclustern. Dieses Ergebnis wird durch die Literatur bestätigt, wonach Erweiterungen der Liquorräume mit einer erhöhten VBR und Erweiterung des III. Ventrikels bei der Mehrzahl der schizophren Erkrankten nachweisbar sind und mit Negativsymptomen vergesellschaftet auftreten (Marks und Luchins, 1990; Shelton und Weinberger, 1987; Schröder et al., 1993b). Auch der Zusammenhang zwischen dem Ansprechen der Symptomatik auf eine Neuroleptikatherapie und der Größe der Liquorräume wird durch die Literatur gestützt (Bogerts et al., 1991; Kolakowska et al., 1985; Luchins et al., 1984; Weinberger et al., 1980). Die Interpretation dieser Zusammenhänge bleibt jedoch schwierig, sind doch Erweiterungen der Liquorräume, wie schon die Negativsymptomatik selbst oder die therapeutische Beeinflußbarkeit der Symptomatik, klinisch unspezifische Größen: Analoge Zusammenhänge zwischen der Erweiterung der Liquorräume und einem pointierten Auftreten depressiv psychotischer Symptome (Luchins et al., 1984; Schlegel und Kretzschmar, 1987) werden bei affektiven Psychosen beobachtet; Pearlson et al. (1985) beschrieben sogar Interkorrelationen zwischen einer Erweiterung der Liquorräume, Negativsymptomen und verringerter therapeutischer Ansprechbarkeit bei Patienten mit bipolaren Störungen, die sich von den Befunden einer schizophrenen Kontrollgruppe nicht unterschieden.

Im Vergleich zu anderen Studien, die sich auf eine Messung des VBR und der Weite des III. Ventrikels konzentrierten, geben Veränderungen der hier untersuchten CCT-Parameter Auffälligkeiten in unterschiedlichen Hirnarealen wieder: Während eine Erweiterung des frontalen Interhemisphärenspaltes für Veränderungen im Frontallappen mit dem angrenzenden anterioren Cingulum und medialen frontalen Kortex spricht, weist eine Vergrößerung des III. Ventrikels auf Prozesse im benachbarten Thalamus und Hypothalamus hin. Dagegen lassen Veränderungen des Ventrikelindex bzw. der VBR Läsionen im Nucleus caudatus und der weißen Substanz erwarten. Erweiterungen des Ventrikelsystems und der äußeren Liquorräume wurden 1927 erstmals durch Jacobi und Winkler bei schizophrenen Psychosen pneuenzephalographisch beschrieben. Diese Befunde wurden durch andere Autoren zunächst mit der Pneuenzephalographie (Huber, 1957; Haug, 1962), ab 1976 auch mit der Computertomographie (Johnstone et al., 1976) reproduziert. Während die CCT über die Größe der Liquorräume indirekte Hinweise auf die angrenzenden cerebralen Strukturen geben kann, ist mit der MRT eine genauere Beurteilung dieser Strukturen und des Temporallappens möglich. Tatsächlich bestätigen zahlreiche MRT-Studien, etwa von Bogerts et al. (1990), Gur et al. (1994) und Flaum et al. (1995), eine Erweiterung der Seiten- und des III. Ventrikels bei Schizophrenien. Darüber hinaus wurden Veränderungen der

Frontal- und Temporallapen (Becker et al., 1990; Bogerts et al., 1990; Breier et al., 1992; Flaum et al., 1995; Shenton et al., 1992; Suddath et al., 1990) sowie der medialen temporalen Substrukturen beschrieben. Diese Veränderungen konnten auch pathoanatomisch bestätigt werden (Übersicht bei: Bogerts, 1993).

Ventrikelerweiterungen mit Vergrößerung der VBR und der Weite des III. Ventrikels können zwar bei der Mehrzahl der schizophrenen Psychosen nachgewiesen werden, doch besteht ein breiter Überlappungsbereich zwischen Erkrankten und gesunden Probanden (Shelton und Weinberger, 1987). Entsprechende Befunde gelten für affektiv Erkrankte (Andreasen et al., 1990b). Es erscheint naheliegend, die geringe Spezifität der Befunde Gerätekonstanten, vor allem dem relativ geringen Auflösungsvermögen der CCT, oder Stichprobeneffekten etwa durch die Rekrutierungsmodi für Patienten und Kontrollprobanden, anzulasten. Demgegenüber ist jedoch festzuhalten, das auch Untersuchungen mit der sensitiveren MRT (Bogerts et al., 1990; Flaum et al., 1995), und selbst pathoanatomische Studien (Übersicht bei: Bogerts, 1993), einen Überlappungsbereich der Befunde zwischen schizophren Erkrankten und gesunden Probanden belegen. Die Reliabilität der Messungen selbst erscheint gegeben zu sein (Interrater-Reliabilität: r = 0,85/vorliegende Studie; r = 0,86/Shenton und Mitarbeiter, 1992). Rekrutierungsschwierigkeiten oder -kriterien machen Stichprobeneffekte auch bei der gesunden Kontrollgruppe möglich (Mundt, 1985; Shelton und Weinberger, 1987). Dennoch wird in der Mehrzahl der Studien unabhängig von der Zusammensetzung der Kontrollgruppe ein Überlappungsbereich der morphologischen Veränderungen nachgewiesen; entsprechendes gilt auch für die vorliegende Untersuchung, in der schizophren Erkrankte mit chronischen und remittierenden Verläufen verglichen wurden. Der in der Literatur dokumentierte kontinuierliche Übergang der Befunde zwischen schizophren Erkranten und gesunden Probanden kann demnach weder durch die Sensitivität der bildgebenden Verfahren noch die Zusammensetzung der gesunden Kontrollgruppe regelmäßig erklärt werden. Die hier zu diskutierenden morphologischen Veränderungen bleiben also nosologisch unspezifisch und können damit weniger das "Dasein" (K. Schneider, 1959) als den Verlauf oder die psychopathologische Symptomatik schizophrener Psychosen erklären.

4.2.6 Morphologische Veränderungen und Subsyndrome

Bei schizophrenen Psychosen treten also morphologische Veränderungen auf, die nicht auf ein Hirnareal konzentriert bleiben, sondern unterschiedliche Systeme betreffen. Auch die Psychopathologie schizophrener Psychosen ist nicht einheitlich und gliedert sich in verschiedene Subsyndrome. Naheliegend erscheint deshalb die Hypothese, daß die Vielzahl morphologischer Veränderungen der Heterogenität der psychopathologischen Symptomatik entspricht: Während sich die chronischen Patientencluster im Vergleich zu den Patienten mit remittierenden Verläufen einheitlich verhielten, differierten sie untereinander signifikant auf fünf der sechs erhobenen CCT-Variablen. War das wahnhafte Patientencluster durch die größten kortikalen Sulci und – zusammen mit dem asthenischen Patientencluster – dem am stärksten erweiterten Interhemisphärenspalt charakterisiert, wies das desorganisierte Patientencluster die stärkste Erweiterung des III. Ventrikels, sowie den größten Ventrikelindex und die größte VBR auf. Einzig der Frontalhornindex variierte nicht signifikant zwischen den Patientenclustern. Diese Veränderungen lassen Läsionen im Frontallappen, besonders dem anterioren Cingulum und medialen frontalen Kortex (frontaler Interhemisphärenspalt); bzw. dem Thalamus, den Basalganglien und der weißen Substanz (III. Ventrikel, Ventrikelindex und VBR) erwarten. Tatsächlich können wahnhafte und asthenische Symptome mit Benson und Stuss (1990) auf Störungen des Frontallappens bezogen werden. Der Zusammenhang zwischen desorganisierter Symptomatik mit Veränderungen in den genannten Hirnarealen wird durch zwei klinische Beobachtungen gestützt: NSS sind sowohl mit formalen Denkstörungen als auch Veränderungen in den Basalganglien und dem Thalamus interkorreliert (Schröder et al., 1992b). Darüber hinaus werden "desorganisierte Symptome" – also Parathymie und Inkohärenz – auch von der metachromatischen Leukodystrophie, einer seltenen hereditären Erkrankung, die ausschließlich die weiße Substanz betrifft, beobachtet (Hermle, et al., 1997; Schröder et al., 1988; Weinberger, 1991).

4.2.7 Morphologische Veränderungen und pathoätiologische Hypothesen

Wie in der Mehrzahl der in der Literatur dokumentierten Studien, waren signifikante Zusammenhänge zwischen morphologischen Veränderungen, dem Alter zum Untersuchungszeitpunkt oder der Erkrankungsdauer nicht aufzuzeigen. Signifikante Unterschiede zwischen den Patientenclustern hinsichtlich dieser Variaben bestanden nicht; auch Hinweise auf Störungen der prämorbiden Adaptation und die bekannten Verlaufsprädiktoren schizophrener Psychosen unterschieden lediglich signifikant zwischen dem remittierten und allen drei chronischen Patientenclustern. Gleiches war auf den Schweregrad der schizophrenen Symptomatik – ausgedrückt als BPRS-Gesamtscore – anwendbar. Vergleichbare Befunde werden auch in den oben zitierten MRT-Studien (Bogerts et al., 1990; Flaum et al., 1995) mitgeteilt und stützen die Hypothese, daß morphologische Veränderungen bei schizophrenen Psychosen das Ergebnis einer frühzeitig ablaufenden Störung – etwa der fetalen neuronalen Migration (Jakob und Beckmann, 1986; Weinberger, 1995) – bilden. Diese Annahme wird klinisch durch das gehäufte Auftreten dysplastischer Zeichen, wie eines Cavum septum pellucidum (Degreef et al., 1992; DeLisi et al., 1993; Übersicht bei: Nopoulos et al., 1997) gestützt.

Untersuchungen an monozygoten, für schizophrene Psychosen diskordanten Zwillingen konnten weitere Aufschlüsse über die Genese der morphologischen Auffälligkeiten erbringen: In einer CCT-Studie fanden Reveley et al. (1982 und 1983) Ventrikelweiten bei erkrankten Zwillingen aus monozygoten diskordanten Paaren, die die Werte der Nicht-Erkrankten signifikant überstiegen; gleichzeitig wiesen jedoch die gesunden Zwillinge höhere Ventrikelweiten im Vergleich zu monozygoten Zwillingen aus genetisch unbelasteten Paaren auf. In einer zweiten Studie versuchten Reveley et al. (1987) diese Befunde anhand von Dichtemessungen im CCT zu reproduzieren; dabei unterschieden sich die erkrankten von den nicht-erkrankten Zwillingen durch herabgesetzte linkshemisphärische Dichtewerte, während entgegengesetzte Seitendifferenzen bei den gesunden Zwillingen und den Kontrollprobanden bestanden. Da die verminderte Dichte weder mit Geburtstraumen noch mit der genetischen Belastung kovariierte, wurde diese Veränderung als ein erworbenes Merkmal interpretiert. In die gleiche Richtung weisen die ebenfalls an diskordanten Zwillingen mit der MRT erhobenen Befunde von Suddath et al. (1990), nach denen bei den erkrankten Zwillingen das Volumen der vorderen Hippokampus-Region verkleinert und die der Seiten- und der III. Ventrikel erweitert sind. Diese Differenzen bestanden bei nahezu allen 15 untersuchten diskordanten Zwillingspaaren. Allerdings konnten andere Studien (Cannon et al., 1989) auch genetische Einflüsse auf die hirnmorphologischen Veränderungen nachweisen. Deshalb erscheint für die Pathogenese der hirnorganischen Alterationen beim erkrankten Zwilling eines diskordanten Paares ein Zusammenwirken genetischer und morbogener Einflüsse am wahrscheinlichsten.

Entsprechende morbogene Veränderungen der Hirnmorphologie wurden jüngst von DeLisi et al. (1997) und Nair et al. (1997) nachgewiesen. DeLisi und Kollegen (1997) untersuchten prospektiv 87 Patienten mit Erstmanifestationen schizophrener Psychosen und 20 gesunde Probanden in jährlichen klinischen und MRT-Untersuchungen. 50 Patienten und alle gesunden Probanden verblieben vier oder mehr Jahre in der Studie. Zur Datenanalyse berechnete die Arbeitsgruppe die jährliche Veränderungsrate für die Volumina der Hirnhemisphären, der Seitenventrikel, der Kleinhirnhemisphären, der Temporallappen mit den Amygdala-Hippokampuskomplexen, des Corpus callosum und der Nuclei caudati. Im Gruppenvergleich waren die Patienten durch signifikant erhöhte Veränderungsraten für die Hirnhemisphären, den linken Seitenventrikel, das rechtshemisphärische Cerebellum und das Genu corporis callosi ausgewiesen. Die damit einhergehenden jährlichen Volumenverluste betrugen zwischen 1,34% (linke Hirnhemisphäre) und 3,0% (linker Seitenventrikel). Innerhalb der Patientengruppe zeigten die Patienten, die eine neuroleptische Medikation regelmäßig einhielten (n = 37) signifikant kleinere Veränderungen der Seitenventrikel, des rechten Hippokampus und – in der Tendenz – des rechten Temporallappens.

Vergleichbare Ergebnisse wurden von Nair et al. (1997), die 18 schizophren Erkrankte und fünf gesunde Probanden über zwei bis drei Jahre untersuchten, mitgeteilt. Im Unterschied zur oben referierten Studie wurden auch Patienten mit schon jahrelangen Verläufen eingeschlossen und lediglich die Erweiterung des Ventrikelsystems beurteilt. Zehn Patienten zeigten im Katamneseintervall eine deutliche Erweiterung des Ventrikelsystems mit einer durchschnittlichen jährlichen Veränderungsrate von 3,9 ± 0,7 cm^3. Dagegen war bei acht Patienten nur eine mäßige Ventrikelerweiterung nachweisbar; die jährliche Veränderungsrate (0,9 ± 0,5 cm^3) entsprach hier weitgehend den in der gesunden Kontrollgruppe gefundenen Werten (0,7 ± 0,6 cm^3). Innerhalb der Patientengruppe waren die Patienten mit deutlicher Ventrikelerweiterung durch die kürzeste Erkrankungsdauer (4,9 ± 3,6 gegenüber 11,6 ± 7,1 Jahre) und einem erheblich geringeren Konsum von Alkohol und anderen psychotropen Substanzen charakterisiert. Signifikante Altersunterschiede bestanden nicht. Vergleichbare Befunde wurden bereits von Huber (1957), der bei 8 von 27 im Verlauf untersuchten Patienten eine Progredienz der Ventrikelgröße fand, pneuenzephalographisch beschrieben. CCT-Studien (Kemali et al., 1989; Nasrallah et al. 1986; Woods et al., 1991) kamen teilweise zu ähnlichen Ergebnissen. Demnach könnten die Patienten mit progredienter Ventrikelerweiterung eine Subgruppe mit ungünstigem Verlauf bilden.

Diese Hypothese wird durch die Assoziation zwischen cerebralen Veränderungen und ungünstigen Verlaufsmerkmalen gestützt, die in den bereits diskutierten Studien und der vorliegenden Untersuchung nachgewiesen wurde. Sowohl DeLisi et al. (1997) als auch Nair et al. (1997) beschreiben Hinweise auf einen prophylaktischen Effekt der neuroleptischen Medikation. Die diskutierten Befunde schließen deshalb die Existenz eines dritten Faktors, der sowohl die Progredienz der morphologischen als auch der klinischen Veränderungen erklärt, nicht aus.

Der Einfluß starker situativer Stressoren auf die Hirnmorphologie wurde jüngst bei Patienten mit posttraumatischen Anpassungsstörungen untersucht. In einer MRT-Studie verglichen Bremner und Mitarbeiter (1997) die Volumina der Hippokampi, der Amygdalae, der Nuclei caudati und der Temporallappen zwischen 17 Patienten mit posttraumatischen Anpassungsstörung nach Mißbrauch in der Kindheit und 17 gesunden Probanden. Während die Patientengruppe eine signifikante Verkleinerung des linkshemisphärischen Hippokampus um 12% zeigte, bestanden für die übrigen Parameter – bis auf eine Verschmächtigung des rechtshemisphärischen Hippokampus um 5% in der Patientengruppe – keine faßbaren Gruppenunterschiede. Ähnliche Befunde wurden von Stein et al. (1997) bei 21 Patienten mit posttraumatischen Anpassungsstörungen nach kindlichem Mißbrauch sowie Bremner et al. (1995) bei 26 Patienten mit posttraumatischen Anpassungsstörungen nach Kriegserlebnissen beschrieben. Daß situativer Streß über erhöhte Glukokortikoidspiegel bzw. eine gestörte Glukokortikoidregulation zu hippokampalen Schädigungen führen kann, wurde auch bei Primaten bestätigt (Uno et al., 1989). Hypothetisch könnte ein ähnlicher Mechanismus auch für hippokampale Veränderungen bei Schizophrenien gelten. Tatsächlich wurden Veränderungen des Dexamethasonsuppressionstestes und damit Hinweise auf eine gestörte Glukokortikoidregulation auch bei Schizophrenien beobachtet (Übersicht bei: Tandon et al., 1991). Morphologische Veränderungen bei schizophrenen Psychosen sind deshalb weniger alternativ als Folge pränataler Störungen oder einer Prozeßerkrankung zu betrachten, sondern als ätiologisch heterogene Veränderungen, bei denen sich wahrscheinlich pränatale und morbogene Momente überlagern. Auch die große Variation der morphologischen Variablen, die aus dem Vergleich schizophren Erkrankter und gesunder Probanden deutlich wird, entspricht dieser Annahme. Umgekehrt korrespondiert die Heterogenität hirnmorphologischer Alterationen mit den hier diskutierten psychopathologischen Dimensionen schizophrener Psychosen, wie sie sich in den Subsyndromen der chronischen Schizophrenie niederschlagen.

4.3 Synopsis der psychopathologischen und klinischen Ergebnisse

Die vorliegenden Befunde stützen die psychopathologische Unterscheidung eines wahnhaften, eines asthenischen und eines desorganisierten Subsyndromes der chronischen Schizophrenie. Diese Subsyndrome verhalten sich einheitlich gegenüber einer möglichen Negativsymptomatik im Sinne der Typ I/Typ II Dichotomie. Auch klinische Merkmale wie Alter, Erkrankungsdauer, Schweregrad der Symptomatik, prämorbide Adaptation oder die von Strauss und Carpenter (1974) angegebenen Verlaufsprädiktoren sind gleichmäßig über die Subsyndrome verteilt. Dagegen können die Subsyndrome anhand neuropsychologischer Störungen, NSS sowie morphologischer Veränderungen im CCT charakterisiert werden. Trotzdem sind die Subsyndrome nicht unabhängig voneinander, sondern bilden psychopathologische Dimensionen, die in unterschiedlicher Ausprägung bei einzelnen Patienten gleichzeitig auftreten können.

Das chronisch wahnhafte Subsyndrom war durch ausgeprägte Störungen im Langzeitbereich des deklarativen Gedächtnisses und vergrößerte kortikale Sulci charakterisiert; ferner war – wie beim asthenischen Subsyndrom – eine Erweiterung des frontalen Interhemisphärenspaltes auffällig. Im asthenischen Subsyndrom bestanden die ausgeprägtesten Störungen des prozeduralen Gedächtnisses. Das desorganisierte Subsyndrom konnte durch Störungen des Arbeitsgedächtnisses bei den höchsten NSS-Scores beschrieben werden, darüber hinaus fand sich hier eine signifikante Erweiterung der Lateral- und des III. Ventrikels. Unspezifische Einflüsse auf diese Ergebnisse, wie sie vom Schweregrad der schizophrenen Psychose, Kooperationseffekten oder von Medikamentennebenwirkungen ausgehen können, fanden sich in keiner der beiden untersuchten Patientenstichproben; darüber hinaus waren die Befunde für die NSS in beiden Patientenstichproben reproduzierbar.

Diese Befunde lassen hypostasieren, daß das wahnhafte Subsyndrom mit Störungen im medialen Temporallappen korrespondiert und mit dem asthenischen Subsyndrom Veränderungen im Bereich des anterioren Cingulum und medialen frontalen Kortex gemeinsam hat. Letzteres ist sowohl aus den Störungen des prozeduralen Gedächtnisses als auch der Erweiterung des frontalen Interhemisphärenspaltes im wahnhaften und im asthenischen Subsyndrom ablesbar. Die hohe Zahl perseverativer Fehler im Wisconsin Card

Sorting Test läβt für das desorganisierte Subsyndrom Störungen im dorsolateralen präfrontalen Kortex vermuten, während die erhöhten NSS-Scores und die CCT-Befunde Veränderungen in den an motorischen und sensorischen Leistungen beteiligten Strukturen – wie den Basalganglien, dem sensomotorischen Kortex oder der SMA – erwarten lassen.

Gleichzeitig hatten die Subsyndrome einzelne Veränderungen gemeinsam: War im wahnhaften und im desorganisierten Subsyndrom eine Leistungsminderung im Benton-Test auffällig, hatte das wahnhafte mit dem asthenischen Subsyndrom eine Erweiterung des frontalen Interhemisphärenspaltes gemeinsam. Darüber hinaus war die Aufmerksamkeitsleistung über alle drei Subsyndrome im Vergleich zu den Patienten mit remittierenden Verläufen oder den gesunden Probanden signifikant vermindert.

Diese Befunde bestätigen die erste Ausgangshypothese der vorliegenden Untersuchung: Die Subsyndrome gehen offenbar differentielle Zusammenhänge zu den für schizophrene Psychosen charakteristischen neuropsychologischen und computertomographischen Veränderungen ein. Allerdings erlauben diese Befunde keine durchgehende Unterscheidung. Natürlich wäre es leicht, die Gemeinsamkeiten und Übergänge zwischen den Subsyndromen methodisch mit Unzulänglichkeiten der eingesetzten Meβinstrumente zu erklären. Positiv ließe sich formulieren: Je genauer ein Verfahren die fraglichen Störungen abbildet, desto besser werden die Ergebnisse die untersuchten Patientengruppen unterscheiden können. Auf die vorliegende Untersuchung übertragen wäre zu folgern, daß genauere und umfangreichere neuropsychologische Testverfahren oder der Einsatz der Magnetresonanztomographie statt der CCT mit einer höheren Befundqualität auch die Zusammenhänge zwischen Subsyndromen und den genannten Gröβen präziser aufgedeckt hätten. Mit Squire (1986) ist deshalb zu fragen, ob die Heterogenität der Befunde erst durch die Unschärfe der eingesetzten Untersuchungsinstrumente konstituiert wird. Zwingend wäre dann die Entwicklung neuer Testverfahren, die psychische Leistung differenzierter – quasi in einem atomaren Bereich – erfassen, um damit tatsächlich die Funktion diskreter Hirnareale oder cerebraler Systeme zu prüfen. Doch selbst wenn die Entwicklung solcher Testverfahren gelänge, bliebe eine weitere, physiologische Unschärfe bestehen: inwiefern nämlich die hypostasierten diskreten Hirnareale oder cerebralen Systeme ihre Funktion unabhängig vom Gesamtorgan wahrnehmen könnten.

Demgegenüber spiegelt die Zuverlässigkeit, mit der sich die Subsyndrome differenzieren lassen, auch den Grad der Spezifität wider, unter der die psychopathologische Symptomatik mit neuropsychologischen oder morphologischen Befunden assoziiert ist. Je enger diese Bereiche miteinander assoziiert wären, desto genauer könnte beispielsweise von der psychopathologischen Symptomatik auf neuropsychologische Defizite und umgekehrt geschlossen werden. Alle neuropsychologischen Leistungen erfordern die Integration unterschiedlicher Sinneseindrücke und motorischer Systeme; ein Testverfahren, das nur auf eine Sinnesqualität rekurrierte und keine motorische Antwort erforderte, ist kaum denkbar. Entsprechendes gilt umso mehr für psychopathologische Symptome, die sich dem Untersucher mitteilen müssen, um erkennbar zu sein. Auch die zahlreichen signifikanten Korrelationen, die in der vorliegenden Studie zwischen der psychopathologischen Symptomatik, den NSS und den neuropsychologischen Leistungen bestanden, entsprechen einer engen Vernetzung der genannten Leistungsbereiche. Damit kann die Heterogenität der Befunde, wie sie in den zitierten Interkorrelationen oder in den Überlappungsbereichen zwischen den Subsyndromen zutage tritt, nur bedingt methodenimmanent erklärt werden, sondern verweist auf die Organisation cerebraler Abläufe selbst.

Diese Hypothese wird durch die Untersuchungen Lashleys (1929) gestützt, der im Tiermodell den Zusammenhang zwischen dem bloßen Ausmaß einer experimentell gesetzten Läsion und der daraus folgenden Leistungsminderung in einem Labyrinthversuch untersuchte. Seine Experimente belegen eine exponentielle Abhängigkeit (Abbildung 4.3) zwischen der Größe eines ausgefallenen Areals und der resultierenden Leistungsminderung, die Lashley als "mass action" oder Masseneffekt bezeichnete. Die Kritik am Masseneffekt ist so klassisch wie die Beobachtung selbst: Mit Hunter (1930) sind Labyrinthversuche durch den Einsatz verschiedener Sinnesmodalitäten lösbar, so daß nach Schädigung einer einzelnen Modalität andere zur Lösung der Aufgabe an ihre Stelle treten können. Zudem sei durch die groben Läsionen kaum ein diskretes Hirnareal selektiv auszuschalten gewesen. Diese Kritik wird noch heute von Squire (1986) fortgeschrieben. So plausibel diese Einwände auch sind, so sehr ist der Masseneffekt auf jene Defizite anwendbar, die wie Störungen der Aufmerksamkeit über alle Subsyndrome nachweisbar sind.

Abbildung 4.3: Experimenteller Zusammenhang zwischen Leistungsminderung und Ausmaß einer kortikalen Läsion in Abhängigkeit vom Schwierigkeitsgrad einer Aufgabe. (aus Lashley, 1929/p. 74)

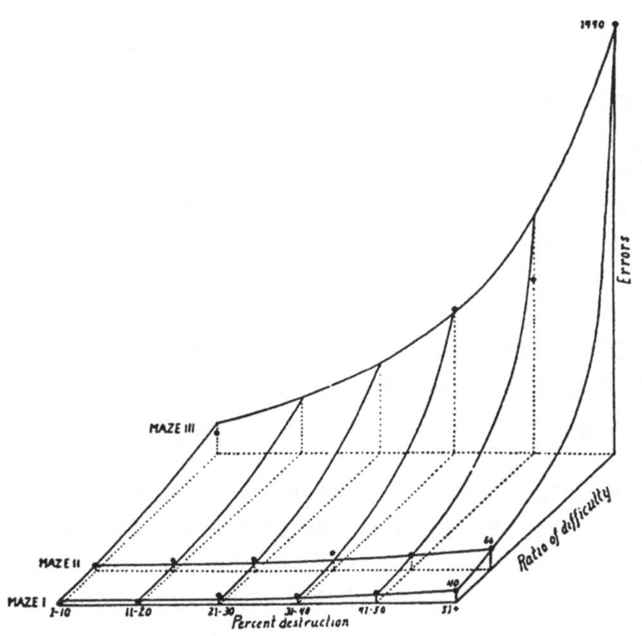

Fallen also die Gemeinsamkeiten und Übergänge, die zwischen den Subsyndromen bestehen, unter die Vorhersagen des Masseneffektes, so entsprechen die für die einzelnen Subsyndrome charakteristischen Befunde dagegen "doppelten Dissoziationen", die nach Teuber (1955) dann gegeben sind, wenn zwei diskrete Läsionen klinisch oder neuropsychologisch differenzierbare Defizite verursachen. Dieses Nebeneinander übergeordneter, "heterogener" Störungen und charakteristischer Defizite kann durch die Hypothese, daß cerebrale Abläufe interaktiv organisiert sind (Churchland und Kirkpatrick, 1992; Volkow et al., 1991) und damit psychische Leistungen auf cerebralen Systemen beruhen, die mehrere Hirnareale umfassen, aufgehoben werden. Unterschiedliche psychische Leistungen können so mit unterschiedlichen cerebralen Systemen korrespondieren, die gleichwohl diskrete Hirnareale gemeinsam integrieren können. Abhängigkeiten zwischen zwei neuropsychologischen Defiziten, wie sie hier in den Korrelationen zwischen NSS und anderen neuropsychologischen Störungen zutage traten, könnten dann Ausdruck von Störungen jener Areale sein, die den korrespondierenden Systemen gemeinsam sind. Demnach sind psychische Leistungen in dem Maße heterogen, wie sie Ausdruck der Integration unterschiedlicher Hirnareale oder cerebraler Systeme sind.

Vorläufig bleibt zu hypostasieren, daß der Zusammenhang zwischen psychischen Leistungen oder Symptomen und cerebraler Funktion nicht mit beliebiger Genauigkeit zu beschreiben ist. Offenbar ist lediglich eine Näherung möglich, in die gleichermaßen unsere noch unvollkommene Methodik wie die integrative Organisation des Zentralorgans selbst eingehen.

Diese Fragen richten sich auf Funktionsabläufe im Zentralorgan und machen deshalb den Einsatz funktioneller bildgebender Verfahren dringlich. Im Sinne der Ausgangshypothesen der vorliegenden Arbeit sollen dabei die bisher gewonnenen Ergebnisse in doppelter Hinsicht überprüft werden:

1. In topologischer Hinsicht: können die hier diskutierten cerebralen Veränderungen mit funktionellen bildgebenden Verfahren bestätigt werden? Entsprechen die Subsyndrome dann eher regionalen Störungen oder einem insgesamt veränderten Aktivitätsmuster?

2. In funktioneller Hinsicht: korrespondiert das veränderte Aktivitätsmuster – zumindest in erster Näherung – mit den neuropsychologischen Charakteristika der Subsyndrome?

5. Subsyndrome und regionale Hirnaktivität

Der zweite Teil der Studie galt den Zusammenhängen zwischen Subsyndromen der chronischen Schizophrenie und regionaler Hirnaktivität. Die regionale Hirnaktivität kann mit verschiedenen Verfahren, der PET, der Single Photon Emission Computed Tomography (SPECT), neuerdings auch mit der fMRT dargestellt werden. Mit diesen bildgebenden Verfahren wird die neuronale Aktivität nicht direkt gemessen, sondern über ihre Begleitphänomene ermittelt. Als derartige Begleitphänomene gelten: der regionale Glukose-Metabolismus, die regionale Hirndurchblutung oder die regionale Sauerstoffutilisation des Gehirns. Daβ diese Gröβen in einem stetigen Verhältnis zueinander stehen, wurde zuerst von Roy und Sherrington (1890) formuliert. Tatsächlich konnten Untersuchungen mit bildgebenden Verfahren diese Vermutung bestätigen (Ingvar und Franzen, 1974; Buchsbaum et al., 1984; Leenders et al., 1990; Übersicht bei: Roland, 1993/pp. 51-82).

Die Hirnaktivität unterliegt starken zustandsabhängigen Schwankungen. Ihre Untersuchung erfordert deshalb eine sorgfältige Standardisierung der Umgebungsbedingungen mit Kontrolle der kognitiven Aktivität. Letztere wird durch neuropsychologische Aufgaben gewährleistet, die während der Untersuchung den Probanden vorgegeben werden. Die vorliegende Studie gilt den Subsyndromen der chronischen Schizophrenie. Es war deshalb notwendig, zur Standardisierung der kognitiven Aktivität eine Aufgabe einzusetzen, die Patienten mit einer derartigen Symptomatik von Patienten mit remittierenden Verläufen oder gesunden Probanden trennt, ohne zwischen den einzelnen Subsyndromen zu unterscheiden. Wie die bisher diskutierten neuropsychologischen Ergebnisse zeigten, werden diese Voraussetzungen durch Aufmerksamkeitsaufgaben in nahezu idealer Weise erfüllt (vergl. Abbildung 3.2.1). Die entsprechenden PET-Untersuchungen mit Fluordesoxyglukose als Tracer wurden am Labor von Professor Monte S. Buchsbaum an der University of California/Irvine durchgeführt.

In der PET-Studie wurden die Subsyndrome im Hinblick auf die Aktivitätsmuster des gesamten Zentralorgans untersucht. Dabei wurde die Hirnaktivität in Form des regionalen Glukoseumsatzes unter einer Aufmerksamkeitsaufgabe, dem Continous Performance Test (CPT/Nuechterlein et al., 1983) bestimmt und faktorenanalytisch auf übergeordnete Subdimensionen untersucht. Diese Studie zielte zunächst auf die Frage, ob die Subsyndrome regionalen Störungen oder Veränderungen cerebraler Aktivitätsmuster entsprechen.

Auch die zweite Frage, inwiefern ein solches Aktivitätsmuster geeignet ist, die neuropsychologischen Charakteristika der Subsyndrome zu erklären, konnte anhand der PET-Befunde diskutiert werden. Die daraus abgeleiteten Zusammenhänge zwischen regionalen Aktivierungsstörungen und neuropsychologischen Defiziten wurden für die NSS in einer weiteren, unabhängigen Studie mit der fMRT überprüft.

Die technischen Eigenschaften der angewandten Verfahren kamen diesen Untersuchungszielen entgegen: Hat die PET mit Fluordesoxyglukose eine zeitliche Auflösung im Bereich von etwa 20', so liegt das Auflösungsvermögen der fMRT im Sekundenbereich. Mit der Fluordesoxyglukose-PET lassen sich deshalb die Vorgänge unter einer Aufmerksamkeitsaufgabe verfolgen, die wie der CPT aufgrund der Häufigkeit der Zielreize erst nach einer längeren Bearbeitungszeit schizophren Erkrankte und gesunde Probanden trennen kann. Umgekehrt die fMRT, die aufgrund ihres hohen zeitlichen Auflösungsvermögens für eine Beurteilung des Aktivitätswechsels zwischen motorischer Aktivierung und Ruhebedingung prädisponiert ist.

Die PET-Untersuchungen bilden also die Grundlage der vorliegenden Studie. Mit der fMRT wurde eine Detailfrage weiter verfolgt. Diese Reihenfolge soll auch in der Darstellung eingehalten und die Untersuchung mit der fMRT als Addendum nach Vorstellung und Diskussion der PET-Studie dargestellt werden.

5.1 Stichprobe und Methode

5.1.1 Patienten und gesunde Probanden

In die PET-Studie wurden insgesamt 79 schizophren Erkrankte, die am Neuroscience Brain Imaging Center der University of California/Irvine untersucht wurden, aufgenommen. Die Diagnose erfolgte nach dem DSM-III (APA, 1980). Das Durchschnittsalter belief sich auf 30,4 $\pm$ 8,6 Jahre, so daß bei einem durchschnittlichen Ersterkrankungsalter von 23,9 $\pm$ 7,3 Jahre die Dauer der Erkrankung im Mittel 6,7 $\pm$ 5,6 Jahre betrug. Alle Patienten wurden ausserhalb akut psychotischer Phasen in stabilisierten klinischen Zustand untersucht und waren über wenigstens 30 Tage ohne eine neuroleptische Therapie geblieben. Alle bis auf 7 Patienten waren Rechtshänder; hirnorganische Erkrankungen oder Suchten galten als Ausschlußkriterien. Wie in den klinischen Untersuchungen wurde der psychopathologische Befund auf der BPRS protokolliert.

Die Kontrollgruppe wurde aus 47 gesunden Probanden gebildet. Alle Kontrollprobanden waren Rechtshänder. Wie die Patientengruppe wurden auch die gesunden Probanden klinisch untersucht, wobei Hinweise auf hirnorganische oder Suchterkrankungen als Ausschlußkriterien dienten.

5.1.2 Positronen-Emissions-Tomographie

Die PET-Untersuchungen wurden mit der durch ^{18}F radioaktiv markierten Desoxyglukose (^{18}F-2-Desoxyglukose) durchgeführt. ^{18}F-2-Desoxyglukose wird wie unbehandelte Glukose in die Glykolyse aufgenommen und durch die Hexokinase zu ^{18}F-Desoxyglukose-6-Phosphat phosphoryliert. Desoxyglukose-6-Phosphat kann aber nicht zu Fruktose-6-Phosphat umgewandelt und in der Glykolyse weiter metabolisiert werden. Da das Zentralorgan seinen Energiebedarf überwiegend aus Glukose bestreitet, bildet die ^{18}F-2-Desoxyglukose-Aufnahme ein Maß für die Höhe des regionalen cerebralen Energiebedarfes und damit der regionalen Hirnaktivität zum Zeitpunkt der Untersuchung.

Die regionale Hirnaktivität kann in Abhängigkeit einer psychischen Erkrankung interindividuell systematisch verändert sein, und gleichzeitig intraindividuell je nach kognitiver Beanspruchung variieren. In Anbetracht dieser möglichen intraindividuellen Variationen ist eine Kontrolle der kognitiven Aktivität unter der Untersuchung erforderlich. Hierzu wurde in der vorliegenden Untersuchung der CPT, eine Aufmerksamkeitsbelastungsaufgabe, eingesetzt. Dabei wurden dem Patienten einzelne Zahlen (0-9) über jeweils 40 ms auf einem 24 cm x 24 cm großen Schirm mit einer Frequenz von 0.5 Hz dargeboten. Die Aufgabe der Patienten und Probanden bestand darin, das Erscheinen einer "0" mit Druck auf einen, stets in die rechte Hand gelegten Schalter zu beantworten. Bei der Instruktion der Probanden wurde betont, daß die Meldung eines Zielreizes ebenso wichtig sei wie das Vermeiden von Fehlmeldungen. Die Zielreize selbst erschienen zufällig; die Wahrscheinlichkeit ihres Auftretens auf dem Bildschirm betrug $p = 0{,}25$.

Für einen Einsatz des CPT sprachen zwei Gründe: Erstens, die Leistung im CPT ist bei schizophrenen Psychosen herabgesetzt; und zweitens, eine verminderte Leistung im CPT wird sowohl bei schizophren Erkrankten als auch ihren gesunden Angehörigen beobachtet (Cornblatt et al., 1988 und 1989). Gleichzeitig ist der CPT so konstruiert, daß die Anforderungen an die Kooperationsbereitschaft gering bleiben und die Aufgabe leicht verstanden wird. Zudem kann der CPT über einen längeren Zeitraum durchgeführt werden, so daß weitgehend sichergestellt ist, daß ein erheblicher Teil der infundierten und später im Gehirn nachgewiesenen Fluordesoxyglukose tatsächlich unter der Testbedingung aufgenommen wurde.

Der Ablauf der PET-Untersuchung sei im folgenden geschildert: Die Probanden nahmen im Untersuchungszimmer Platz, wobei ihnen zunächst über einen peripheren venösen Zugang NaCl infundiert wurde. Ein zweiter venöser Zugang am linken Arm diente der Abnahme der Blutproben, in denen die Fluordesoxyglukose-Konzentration im Plasma ermittelt wurde. Um eine weitgehende Arterialisierung des Blutes zu erreichen, wurde der linke Unterarm in einen warmen Umschlag gewickelt. Besonderer Wert wurde auf eine genaue Einweisung und freundliche Betreuung der Patienten und Probanden gelegt. Zwischen zwei und drei Minuten vor Gabe der Fluordesoxyglukose begannen die Probanden mit dem CPT, der dann über die nächsten 30-37 Minuten durchgeführt wurde.

Dieser Ablauf wurde von der überwiegenden Mehrzahl der Probanden ausgezeichnet akzeptiert; Untersuchungsabbrüche blieben die Ausnahme. Anschließend wurden die Probanden im Scanner gelagert, so daß die PET-Aufnahmen in neun Schichten, parallel zur Kanthomeatallinie, wie von Huang et al. (1980) empfohlen, im Zeitraum zwischen 45 und 100 Minuten nach Gabe des Tracers akquiriert wurden. Dabei wurden sowohl shadow als auch septale Filter eingesetzt, die planare Auflösung betrug 7,6 mm, die in der axialen Dimension 10,9 mm. Der Scanner wurde täglich unter Einsatz eines zylinderischen Phantoms kalibriert. Der Vermeidung unwillkürlicher Kopfbewegungen diente eine individuell angepaßte Kopfhalterung. Die regionale cerebrale Stoffwechselrate von Glukose wurde unter Rückgriff auf das Modell von Sokoloff et al. (1977) unter Berücksichtigung der "lumped constant" (Phelps et al., 1979) ermittelt.

5.1.3 Definition der regions of interest

Mit der von Buchsbaum et al. (1989) angegebenen "cortical peel"-Technik wurden auf jeder Hirnhemisphäre 16 kortikale regions of interest, 4 für jeden Hirnlappen, angegeben. Hierzu wurde in jeder Schicht der kortikale Randbereich elektronisch demarkiert und in einzelne Sektoren aufgeteilt, die mit Hilfe einer Winkelgradeinteilung von einem anatomischen Atlas übertragen wurden. In einem zweiten Schritt wurden dann die zu einem Hirnlappen bzw. einem Gyrus gehörigen Abschnitte über die verschiedenen Schichten summiert. Analoge Verfahren wurden auch von anderen Arbeitsgruppen angewandt (Harris et al., 1991). Die Lage der kortikalen regions of interest ist in Abbildung 5.1.1 angegeben.

Die subkortikale Aktivität wurde in quadratischen regions of interest mit einer Kantenlänge von 3 Pixeln erhoben. Diese regions of interest wurden in definierte subkortikale Strukturen gelegt, deren Position von einem neuroanatomischen Atlas (Matsui und Hirano, 1978) anhand eines orthogonalen Koordinatensystems stereotaktisch übertragen wurde, auf dessen Achsen Höhe und Breite des Gehirns in der jeweiligen Schicht abgetragen waren. Die Zielgenauigkeit dieses Verfahrens konnte anhand von kernspintomographischen Aufnahmen bestätigt werden (Siegel et al., 1993).

In Anbetracht der morphologischen Differenziertheit und damit Vielzahl subkortikaler Strukturen war eine Vorauswahl mit Beschränkung auf einzelne regions of interest erforderlich. Dabei wurden die subkortikalen regions of interest besonders berücksichtigt, denen nach den Ergebnissen anderer Autoren (Andreasen et al., 1992; Bogerts et al., 1990; Buchsbaum, 1990; Buchsbaum et al., 1992; DeLisi et al., 1989; Günther et al., 1991; Siegel et al., 1993 und Tamminga et al., 1992) und den bereits dokumentierten eigenen Ergebnissen eine besondere Bedeutung für schizophrene Psychosen zukommt. Hierzu gehörten die Gyri frontalis superiores und medialis, das Cingulum, das Corpus Callosum, die Basalganglien, der Thalamus, die medialen temporalen Substrukturen und der orbitofrontale Kortex. Die Lage der in diese Strukturen plazierten 27 regions of interest ist aus Abbildung 5.1.2 ersichtlich.

Der regionale Glukoseumsatz wurde um den Glukoseumsatz des Gesamthirnes korrigiert, indem der Quotient aus beiden Größen gebildet wurde. Die Notwendigkeit dieser Verrechnung ist durch die hohe Korrelation des regionalen Glukoseumsatzes mit dem Glukoseumsatz des Gesamthirnes gegeben.

Abbildung 5.1.1: Lage der 16 kortikalen regions of interest. (nach Schröder et al., 1994)

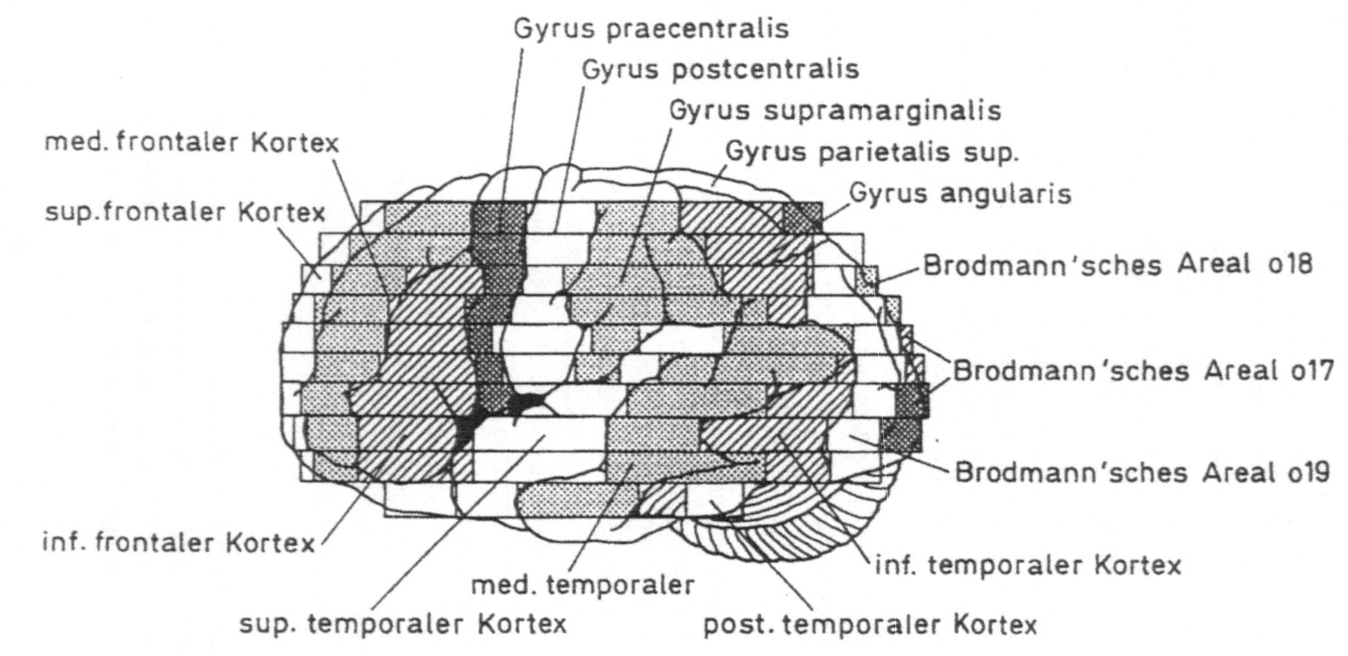

Abbildung 5.1.2: Lage der 27 subkortikalen regions of interest. (nach Schröder et al., 1996a)

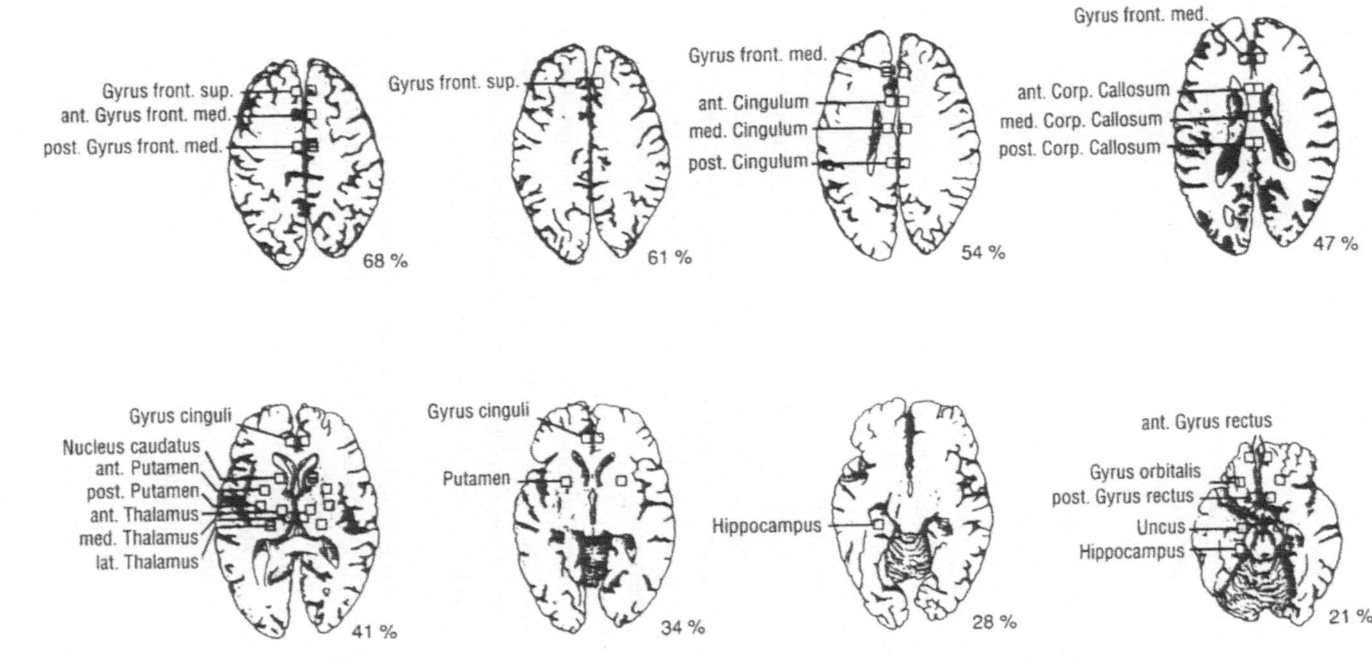

Kritisch kann hier eingewandt werden, daß sich durch die Korrektur die Meßfehler beider Größen addieren. Dagegen konnten Arndt et al. (1991) für volumetrische kernspintomographische Messungen zeigen, daß dieser Verlust an Meßgenauigkeit gleichzeitig zu einer Erhöhung der externen Validität führt. Diese Ergebnisse konnten in einer jüngeren Studie von Mathalon et al. (1993) bestätigt werden.

5.2 Datenanalyse

5.2.1 Regions of interest

Bei der Analyse von Daten, die mit bildgebenden Verfahren gewonnen wurden, ist es erforderlich, einzelne regions of interest zu übergeordneten Variablen zusammenzuführen. Dabei kann sich der Untersucher von anatomischen oder funktionellen Hypothesen leiten lassen. Dieses Vorgehen besticht durch seine Einfachheit, vor allem, da die sonst erforderlichen multiplen statischen Vergleiche mit einer Kumulation von Fehlern erster Ordnung vermieden werden. Gleichzeitig bleibt damit jedoch die interkonnektive Natur cerebraler Organisation und Abläufe unberücksichtigt (Volkow und Tancredi, 1991): Weder die Größe einer zu betrachtenden Region, noch ihre möglichen Interaktionen mit anderen, unmittelbar benachbarten oder weiter entfernten Regionen, können – beim heutigen Stand der Forschung – a priori vorhergesagt werden. Regionen können damit so klein gewählt werden, daß keine Interkorrelationen mit psychischen Leistungen mehr nachweisbar sind, oder so groß, daß dann signifikante Korrelationen Ausdruck eines "Masseneffektes" im Lashley´schen Sinn werden.

In der vorliegenden Studie haben wir deshalb ein streng empirisches Vorgehen gewählt und die Hirnaktivität faktorenanalytisch auf ihre möglichen Subdimensionen untersucht. Entsprechend den identifizierten Faktoren wurden dann regions of interest zu Summenvariablen zusammengefaßt. Es wurden Faktorenanalysen (Hauptkomponentenanalyse mit VARIMAX-Rotation) gerechnet. Die Anzahl der resultierenden Faktoren wurde mit dem Scree-Test oder dem Eigenwertkriterium (Bernstein, 1988; Geider et al., 1982) bestimmt.

Die Stabilität faktorenanalytischer Befunde ist maßgeblich von dem Verhältnis zwischen der Anzahl der Variablen und Anzahl der Beobachtungen, hier: Anzahl der PET-Variablen/Anzahl der Patienten abhängig. Zur Optimierung dieses Verhältnisses entschlossen wir uns, zwei Faktorenanalysen, eine für die kortikale, die zweite für die subkortikale Aktivität durchzuführen. Darüber hinaus haben wir, nachdem die Aktivitäten in korrespondierenden rechts- und linkshemispärischen regions of interest hochgradig korrelierten, die arithmetischen Mittel aus den entsprechenden Einzelwerten gebildet. Für die subkortikale Aktivität wurde dieser Schritt schon aus technischen Gründen sinnvoll, da hier zahlreiche mittelständige Strukturen berücksichtigt wurden, die in Anbetracht des Auflösungsvermögens von etwa 8 mm nur mit eingeschränkter Reliabilität seitengetrennt meßbar waren. Insgesamt standen so 16 kortikale und 27 subkortikale regions of interest einer Stichprobe von 79 Patienten gegenüber, woraus ein Quotient aus Anzahl der Variablen und Anzahl der Patienten von >5 bzw. >3 resultierte. Für die kortikale Aktivität konnte überprüft werden, ob dieser Schritt nicht zu Lasten möglicher Lateralisationseffekte ging, indem die Faktorskalen für jede Hemisphäre getrennt gebildet wurden.

Die Faktorenstruktur wurde anhand der Daten der schizophren Erkrankten gewonnen. Diese Begrenzung war aus formalen und inhaltlichen Gründen naheliegend: formal, weil die mit den Subsyndromen assoziierte Varianz in der Patientengruppe vorlag; inhaltlich, weil die regions of interest ursprünglich in jenen Bereichen plaziert wurden, die für schizophrene Psychosen von Bedeutung sind. Anhand der identifizierten Faktoren wurden Faktorenskalen gebildet, indem die regions of interest mit Ladungszahlen > 0,50 jeweils addiert und dann auf ihre Anzahl relativiert wurden (Bernstein, 1988; Geider et al.; 1982).

5.2.2 Vergleich der Clustergruppen

Im zweiten Teil der Datenanalyse wurde die Patientenstichprobe entsprechend der psychopathologischen Symptomatik in vier Subgruppen unterteilt. Analog zu den klinischen Untersuchungen wurde eine Clusteranalyse mit den BPRS-Faktorskalen als Kriteriumsvariablen gerechnet. In einem zweiten Schritt wurden für jedes Cluster Mittelwerte und Standardabweichungen der PET-Variablen gebildet und anschließend zwischen den Patientenclustern und der gesunden Kontrollgruppe varianzanalytisch verglichen.

Darüber hinaus war nach dem möglichen Einfluß des Alters, der Erkrankungsdauer und der Schwere der Symptomatik auf die PET-Variablen und die Clusterbildung zu fragen. Hierzu wurden die PET-Variablen mit den klinischen Größen korreliert. Für die Korrelationen zwischen Erkrankungsdauer und PET-Variablen wurde eine Alterskorrektur erforderlich, da die Erkrankungsdauer auch altersabhängig ist. Wie schon in den klinischen Untersuchungen wurden die klinischen Charakteristika der einzelnen Patientencluster ermittelt und varianzanalytisch verglichen.

6. Ergebnisse der PET-Studie

6.1 Faktorenanalyse der regions of interest

Nach der Analyse des Scree-Tests identifizierte die Faktorenanalyse der kortikalen Aktivität fünf Faktoren, die zusammen 80% der gemeinsamen Varianz erklärten (Tabelle 6.1.1). Auf die Faktoren entfiel die aufgeklärte Varianz etwa zu gleichen Teilen; ein Generalfaktor fand sich nicht.

Der erste Faktor wurde durch die Aktivität im Gyrus präzentralis, postzentralis und supramarginalis gebildet und als Faktor "sensomotorischer Kortex" bezeichnet. Der zweite Faktor umfaßte die Aktivität im Gyrus angularis und parietalis superior, sowie in den Brodmann'schen Arealen o19 und o17; der dritte Faktor die Aktivitäten im medialen, inferioren und posterioren temporalen Kortex. Diese Faktoren erhielten die Bezeichnung "assoziativer Kortex" und "temporaler Kortex". Auf dem vierten Faktor lud die Aktivität des medialen frontalen Kortex und – negativ korreliert – die Aktivitäten der okzipitalen Brodmann'schen Areale o21 und o18. Dieser Faktor gibt also das Verhältnis zwischen frontaler und okzipitaler Aktivität wieder und erhielt deshalb die Bezeichnung "Hypofrontalität". Der fünfte Faktor umfaßte den superioren und inferioren frontalen Kortex und wurde deshalb als Faktor "frontaler Kortex" bezeichnet.

Die Ergebnisse der Faktorenanalyse der subkortikalen Aktivität gehen aus Tabelle 6.1.2 hervor. Nach dem Eigenwertkriterium wurden acht Faktoren ausgewählt, die 71% der Varianz aufklärten. Die Aktivität im anterioren, medialen und lateralen Thalamus sowie dem ventralen Putamen bildete den ersten Faktor, der als Faktor "Thalamus" bezeichnet wurde. Der zweite Faktor umfaßte die Aktivität im Putamen, den Capita nuclei caudati und – negativ korreliert – in den beiden regions of interest, die im Gyrus frontalis superior plaziert waren. Dieser Faktor wurde als "fronto-striatales System" bezeichnet. Der dritte Faktor erhielt die Bezeichnung "anteriores Cingulum und medialer frontaler Kortex", der vierte die Bezeichnung "Cingulum", da beide aus den regions of interest, die in den entsprechenden Hirnarealen lokalisiert waren, gebildet wurden. Der fünfte Faktor, "Orbitofrontallappen", schloß die regions of interest "Gyrus orbitalis", "anteriorer" and "posteriorer Gyrus rectus" ein. Faktor sechs, "anteriorer und posteriorer Gyrus frontalis medialis" wurde aus den regions of interest "anteriorer" und "posterio-

<u>Tabelle 6.1.1:</u> Ergebnisse der Faktorenanalyse (VARIMAX-rotiert) der kortikalen Aktivität. Die fünf Faktoren erklären 80% der gemeinsamen Varianz.

	Faktor 1	Faktor 2	Faktor 3	Faktor 4	Faktor 5
Gyrus präzentralis	**0,88**	0,19	-0,20	-0,08	0,08
Gyrus postzentralis	**0,91**	0,05	-0,12	0,07	-0,08
Gyrus supramarginalis	**0,68**	0,46	-0,25	-0,25	-0,17
Gyrus angularis	0,39	**0,75**	-0,22	-0,32	-0,05
Gyrus parietalis sup.	0,08	**0,78**	-0,36	-0,05	0,15
Brodmann'sches Areal o19	0,19	**0,72**	0,29	0,35	-0,16
Brodmann'sches Areal o17	0,08	**0,81**	-0,35	0,15	0,04
med. temporaler Kortex	-0,30	-0,26	**0,79**	0,15	0,18
inf. temporaler Kortex	-0,23	-0,12	**0,89**	0,17	-0,07
post. temporaler Kortex	-0,10	-0,21	**0,58**	0,08	-0,24
med. frontaler Kortex	0,45	0,26	-0,32	**-0,57**	0,4
Brodmann'sches Areal o21	0,05	0,08	0,01	**0,92**	-0,11
Brodmann'sches Areal o18	-0,24	0,06	0,34	**0,72**	-0,24
sup. frontaler Kortex	-0,21	0,07	-0,28	-0,34	**0,71**
inf. frontaler Kortex	0,02	-0,05	0,05	-0,11	**0,92**
aufgeklärte Varianz*	18,7	18,5	16,3	14,4	11,9

<u>Legende:</u> inf. = inferiorer; med. = medialer; post. = posteriorer; sup. = superiorer
*) nach VARIMAX-Rotation

Tabelle 6.1.2: Faktorenanalyse der 27 subkortikalen regions of interest (VARIMAX-rotiert).

	Fakt. 1	Fakt. 2	Fakt. 3	Fakt. 4	Fakt. 5	Fakt. 6	Fakt. 7	Fakt. 8
ant. Thalamus	**0,85**	-0,23	-0,03	0,12	0,07	0,06	-0,14	0,19
med. Thalamus	**0,81**	0,20	0,12	0,21	0,06	0,08	0,05	0,11
lat. Thalamus	**0,82**	-0,16	-0,11	-0,15	-0,12	-0,02	-0,26	-0,03
Putamen (34%)	**0,61**	-0,15	-0,26	-0,04	0,14	0,27	-0,01	-0,13
G. fron. sup. (68%)	0,24	**-0,50**	0,27	-0,01	0,24	0,41	0,15	0,07
G. fron. sup. (61%)	-0,01	**-0,66**	0,07	-0,07	0,14	0,38	-0,07	0,07
Putamen (41%)	-0,24	**0,70**	-0,30	-0,13	0,05	0,21	-0,16	0,35
post. Putamen	-0,11	**0,73**	-0,20	-0,08	0,09	0,25	-0,25	0,15
N. caudatus	-0,03	**0,71**	0,11	-0,04	-0,14	0,26	0,08	-0,17
G. fron. med. (54%)	-0,16	-0,16	**0,56**	0,17	0,17	0,12	-0,32	0,15
G. fron. med. (47%)	0,12	-0,08	**0,79**	0,10	-0,01	0,16	0,08	-0,24
G. cinguli (41%)	-0,05	-0,21	**0,80**	-0,03	0,20	0,07	0,07	0,06
G. cinguli (34%)	-0,23	0,12	**0,72**	-0,07	0,17	0,08	0,06	0,33
ant. Cingulum	-0,05	0,15	0,14	**0,83**	-0,11	0,17	0,04	0,01
med. Cingulum	0,01	-0,12	0,03	**0,85**	0,05	-0,06	0,34	0,03
post. Cingulum	0,17	-0,14	-0,08	**0,84**	-0,16	0,04	0,02	-0,01
G. rectus ant.	0,22	-0,09	0,22	-0,04	**0,73**	-0,07	0,12	-0,07
G. orbitalis	-0,05	-0,01	-0,01	-0,08	**0,85**	0,05	-0,05	0,05
G. rectus post.	-0,03	-0,06	0,23	-0,17	**0,82**	0,01	-0,15	0,07
G. fron. med. ant.	0,11	0,10	0,11	0,06	0,10	**0,82**	0,02	-0,07
G. fron. med. post	0,12	0,11	0,14	0,09	-0,19	**0,72**	-0,06	0,09
ant. Corp. callosum	0,04	0,01	0,19	0,40	-0,12	-0,05	**0,65**	-0,22
med. Corp. callosum	-0,22	0,09	-0,17	0,03	0,11	0,08	**0,69**	0,37
post. Corp. callosum	0,19	-0,23	0,05	0,14	-0,06	-0,03	**0,78**	0,03
Hippokampus (28%)	0,13	0,05	0,13	-0,07	0,07	-0,22	0,08	**0,78**
Hippokampus (21%)	-0,02	0,19	0,08	-0,22	-0,45	0,33	0,02	**0,44**
Uncus	0,08	-0,16	0,01	0,22	-0,06	0,32	-0,01	**0,56**
aufg. Varianz (%)*	10,5	9,9	9,8	9,6	9,2	7,8	7,4	6,6

*)nach VARIMAX Rotation

rer Gyrus frontalis medialis" gebildet; Faktor sieben, "Corpus callosum" aus den drei regions of interest, die im anterioren, medialen und posterioren Teil des Corpus callosum lokalisiert waren. Der achte Faktor, "Hippokampus" zeigte hohe Ladungen der regions of interest, die im Hippokampus und Uncus plaziert waren.

Die Faktoren "Corpus callosum", "frontaler Kortex" und "Hypofrontalität" waren signifikant alterskorreliert (r = -0,25, r = -0,39 und r = 0,41; p<0,05), d.h. mit dem Lebensalter nahm die Aktivität auf den jeweiligen Faktoren ab, bzw. der Grad der Hypofrontalität zu. Die Faktoren "anteriores Cingulum", "Thalamus" und "Hypofrontalität" gingen signifikante Korrelationen mit der Erkrankungsdauer ein (r = 0,25, r = 0,38 und r = 0,39; p<0,05). Nachdem die Erkrankungsdauer auf das Lebensalter hin korrigiert wurde, blieben lediglich die Korrelationen für die Faktoren "Thalamus" und "Hypofrontalität" signifikant (r = 0,37 und r = 0,25; p<0,05). Keiner der Faktoren war signifikant mit dem Schweregrad der Erkrankung (ausgedrückt als BPRS-Summenscore) oder der Leistung im CPT korreliert.

Zur Erfassung möglicher Lateralisationseffekte wurden die kortikalen Faktoren für die rechte und linke Hemisphäre getrennt gebildet und zwischen schizophren Erkrankten und gesunden Probanden verglichen (Tabelle 6.1.3).

Tabelle 6.1.3: Mittelwerte und Standardabweichungen der kortikalen Faktoren im Vergleich zwischen linker und rechter Hemisphäre bei schizophren Erkrankten und gesunden Probanden. *p<0,05

	senso-motorischer Kortex	**assoziativer Kortex**	**temporaler Kortex**	**Hypofrontalität**	**frontaler Kortex**
	links*/rechts*	links/rechts	links*/rechts	links*/rechts*	links/rechts
schizophren Erkrankte	1,17 ± 0,09 1,18 ± 0,07	1,11 ± 0,09 1,14 ± 0,10	0,91 ± 0,07 0,92 ± 0,08	0,36 ± 0,08 0,36 ± 0,07	1,11 ± 0,05 1,10 ± 0,05
gesunde Probanden	1,14 ± 0,09 1,15 ± 0,08	1,10 ± 0,11 1,14 ± 0,11	0,88 ± 0,05 0,91 ± 0,06	0,33 ± 0,06 0,33 ± 0,06	1,11 ± 0,04 1,11 ± 0,04

Lediglich für den Faktor "temporaler Kortex" konnte ein Lateralisationseffekt mit signifikant erhöhten Werten für die linke Hemisphäre bestätigt werden. Dieser Effekt spiegelte sich auch im Vergleich der schizophren Erkrankten und der gesunden Probanden wieder, der nur einen signifikanten Unterschied der links-temporalen Werte zwischen beiden Gruppen ergab. Dagegen unterschieden die Faktoren "sensomotorischer Kortex" und "Hypofrontalität" schizophren Erkrankte und Kontrollprobanden, unabhängig davon, ob sie als Gesamtfaktor oder getrennt für die rechte und linke Hemisphäre gebildet wurden. In der weiteren Analyse wird deshalb der temporale Faktor getrennt für die linke und rechte Hirnhemisphäre angegeben.

6.2 Ergebnisse der Clusteranalyse

Anhand einer Clusteranalyse mit den BPRS-Faktoren als Kriteriumsvariablen wurde die Patientenstichprobe in vier Subgruppen unterteilt. Die psychopathologischen Charakteristika der Subgruppen sind in Tabelle 6.2.1 zusammengefaßt:

Tabelle 6.2.1: Mittelwerte und Standardabweichungen der BPRS-Faktorskalen innerhalb der Patientencluster.

	wahnhaftes Erleben	**Asthenie**	**Des-organisation**	**Depression**
chronisch wahnhaft	**4,19** ± 0,70	3,06 ± 1,11	2,36 ± 0,77	1,20 ± 0,80
chronisch asthenisch	2,00 ± 0,50	**4,12** ± 0,89	2,26 ± 0,73	0,92 ± 0,75
chronisch desorgani-siert	3,30 ± 0,98	2,00 ± 0,84	**3,50** ± 0,79	0,65 ± 0,79
remittiert	1,75 ± 0,47	1,76 ± 0,56	1,56 ± 0,48	0,61 ± 0,47

Das erste Cluster war durch hohe Werte auf dem BPRS-Faktor "wahnhaftes Erleben", das zweite Cluster durch eine ausgeprägte Symptomatik auf dem Faktor "Asthenie" charakterisiert. Diese Cluster waren deshalb als "wahnhaft" und "asthenisch" zu bezeichnen. Das dritte Cluster war durch hohe Scores auf dem BPRS-Faktor "Desorganisation" charakterisiert, während das vierte Cluster geringe Werte auf allen BPRS-Faktoren bei einer insgesamt mäßig ausgeprägten Symptomatik zeigte. Diese Cluster entsprachen damit weitgehend den den chronisch wahnhaften, asthenischen und desorganisierten bzw. remittierten Patientengruppen der klinischen Studien. Die drei chronischen Patientengruppen schlossen 57 Patienten ("wahnhaft" = 14, "asthenisch" =

21, "desorganisiert" = 22) ein; die remittierte Patientengruppe wurde von 22 Patienten gebildet.

6.3 Subsyndrome und regionale Hirnaktivität

Mittelwerte und Standardabweichungen der klinischen Charakteristika der Patientencluster und der Kontrollgruppe finden sich in Tabelle 6.3.1:

Signifikante Altersunterschiede zwischen Patientenclustern und der Kontrollgruppe bestanden nicht; innerhalb der Patientengruppe war die asthenische Subgruppe durch die längste Krankheitsdauer (F = 2.87, df = 3; $p<0.05$), bei dem jüngsten Ersterkrankungsalter (F = 3.64, df = 3; $p<0.05$) charakterisiert.

Tabelle 6.3.1: Klinische Charakteristika der Untersuchungsgruppen

	chron. wahnhaft	**chron. asthenisch**	**chron. des-organisiert**	**remittiert**	**gesunde Probanden**
Alter	30,5 ± 9,5	30,4 ± 7,5	31,4 ± 9,9	30,2 ± 5,5	30,2 ± 9,7
Ersterkran-kungsalter	24,8 ± 10,3	20,1 ± 4,5	27,8 ± 7,9	23,04 ± 4,9	–
Erkran-kungsdauer	5,7 ± 6,0	9,5 ± 6,1	4,7 ± 4,9	7,2 ± 4,6	–
BPRS	58,1 ± 7,8	42,2 ± 7,3	47,6 ± 5,9	29,8 ± 5,9	–

Legende: BPRS = BPRS-Summenscore

Hinsichtlich der PET-Variablen bestanden signifikante Unterschiede ($p<0.05$) zwischen den vier Patientenclustern und den gesunden Probanden auf den Faktoren "sensomotorischer Kortex", "links-temporaler Kortex", "Hypofrontalität", "anteriores Cingulum und medialer frontaler Kortex", "Corpus callosum" und "Hippokampus". Dagegen war eine signifikante Variation der Aktivität zwischen den Untersuchungsgruppen auf den Faktoren "Thalamus", "fronto-striatales System", "Cingulum", "Orbitofrontalhirn", "anteriorer und posteriorer Gyrus frontalis medialis", "assoziativer Kortex", "rechts-temporaler Kortex" und "frontaler Kortex" nicht zu bestätigen. Mittelwerte und Standardabweichungen sind mit den Ergebnissen der Varianzanalyse in Tabelle 6.3.2 und Tabelle 6.3.3 angegeben.

Das wahnhafte Patientencluster zeigte im Vergleich zu den gesunden Probanden eine signifikante Aktivitätsminderung auf dem Faktor "Hippokampus" und hatte mit dem asthenischen Patientencluster eine verminderte Aktivität im "anterioren Cingulum" gemeinsam. Die Patienten mit asthenischer Symptomatik waren gegenüber dem desorganisierten Patientencluster und den gesunden Probanden durch die stärkste Hypofrontalität ausgewiesen, darüber hinaus war bei den asthenischen Patienten eine im Vergleich zur Kontrollgruppe signifikante Aktivitätserhöhung im links-temporalen Kortex auffällig.

Gleichermaßen zeigten asthenische und desorganisierte Patienten eine Aktivitätsminderung im Corpus Callosum. Die desorganisierte Patientengruppe war durch eine Aktivitätssteigerung im sensomotorischen Kortex ausgezeichnet; eine Hypofrontalität war bei diesen Patienten – selbst im Vergleich zu den gesunden Probanden – nicht auszumachen. Beispielhafte klinische Befunde sind in Abbildung 6.3.2 wiedergegeben.

In einem letzten Schritt wurden alle Patienten zu einer Gesamtgruppe zusammengefaßt und gemeinsam den gesunden Probanden gegenübergestellt. Varianzanalytisch konnten die signifikanten Unterschiede auf den Faktoren "sensomotorischer Kortex" ($F = 4,55$, $df = 1$; $p<0,05$), "links-temporaler Kortex" ($F = 5,42$, $df = 1$; $p<0,05$), "Hypofrontalität" ($F = 4,71$, $df = 1$; $p<0,05$), "Corpus callosum" ($F = 7,85$, $df = 1$; $p<0,005$) und "Hippokampus" ($F = 9,80$, $df = 1$; $p<0,005$) bestätigt werden. Die Unterschiede auf dem Faktor "anteriores Cingulum und medialer frontaler Gyrus" verfehlten das vorgegebene Signifikanzniveau ($F = 2,88$, $df = 1$; $p = 0,09$), während der Faktor "Cingulum" jetzt signifikant ($F = 4,29$, $df = 1$; $p < 0,05$) zwischen der gesamten Patientengruppe und gesunden Probanden unterschied.

Tabelle 6.3.2: Hirnaktivität auf den kortikalen Faktoren; Mittelwerte und Standardabweichungen mit den Ergebnissen einer univariaten Varianzanalyse. *$p<0,05$; **$p<0,005$

	Sensomo-torischer Kortex	Assoziativer Kortex	links-temporaler Kortex	rechts-temporaler Kortex	Hypofrontalität	Frontaler Kortex
	**		*		**	
wahnhaft						
Mittelwert	1,16	1,13	0,92	0,93	0,36	1,11
SD	0,07	0,07	0,10	0,10	0,07	0,06
asthenisch						
Mittelwert	1,17	1,13	0,94	0,96	0,40	1,11
SD	0,11	0,09	0,08	0,11	0,09	0,06
desorganisiert						
Mittelwert	1,22	1,15	0,90	0,92	0,33	1,12
SD	0,07	0,09	0,06	0,07	0,09	0,04
remittiert						
Mittelwert	1,16	1,12	0,90	0,93	0,36	1,11
SD	0,06	0,12	0,08	0,08	0,08	0,05
Kontrollgruppe						
Mittelwert	1,15	1,12	0,88	0,91	0,33	1,11
SD	0,09	0,11	0,06	0,06	0,06	0,04

Tabelle 6.3.3: Hirnaktivität auf den subkortikalen Faktoren; Mittelwerte und Standardabweichungen mit den Ergebnissen einer univariaten Varianzanalyse. *$p<0,05$.

	Thalamus	fronto-striatales System	Ant.Cingulum/ med. Kortex*	Cingulum	Orbito-frontalhirn	Gyrus front. med.	Corpus Callosum*	Hippokampus *
wahnhaft								
Mittelwert	1,23	0,3	1,21	0,85	0,66	1,14	0,64	0,89
SD	0,1	0,11	0,11	0,11	0,13	0,07	0,17	0,08
asthenisch								
Mittelwert	1,27	0,27	1,21	0,77	0,6	1,15	0,56	0,91
SD	0,14	0,10	0,10	0,18	0,16	0,11	0,14	0,11
desorganisiert								
Mittelwert	1,2	0,28	1,28	0,81	0,67	1,17	0,55	0,93
SD	0,14	0,11	0,11	0,17	0,17	0,08	0,17	0,09
remittiert								
Mittelwert	1,27	0,31	1,25	0,84	0,68	1,18	0,59	0,92
SD	0,11	0,08	0,10	0,16	0,16	0,08	0,16	0,11
Kontrollgruppe								
Mittelwert	1,24	0,27	1,27	0,88	0,69	1,18	0,66	0,96
SD	0,11	0,11	0,08	0,18	0,13	0,07	0,14	0,08

Legende: Gyrus front. med. = ant. und post. Gyrus frontalis medialis; ant. Cingulum/med. Kortex = ant. Cingulum und med. frontaler Kortex

Abbildung 6.3.1: Charakteristische Veränderungen der Hirnaktivität zwischen der gesunden Kontrollgruppe und Patientenclustern; Ergebnisse der Duncan-Tests auf dem 5%-Niveau (gesunde Probanden = g1, remittiert = g2, wahnhaft = g3, asthenisch = g4, desorganisiert = g5).

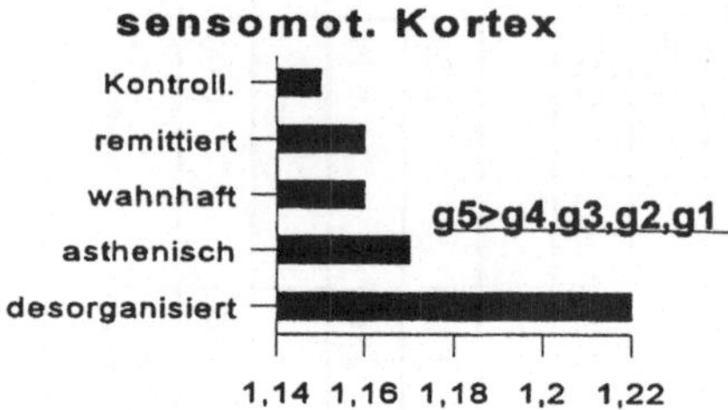

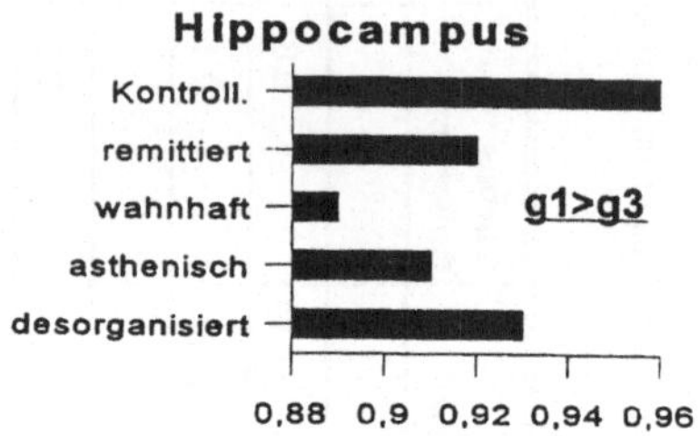

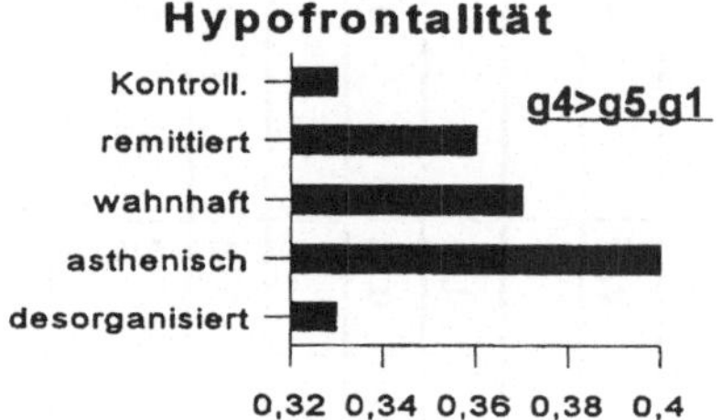

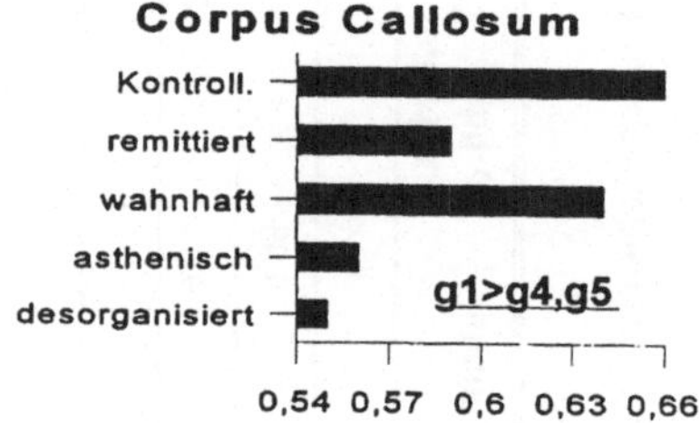

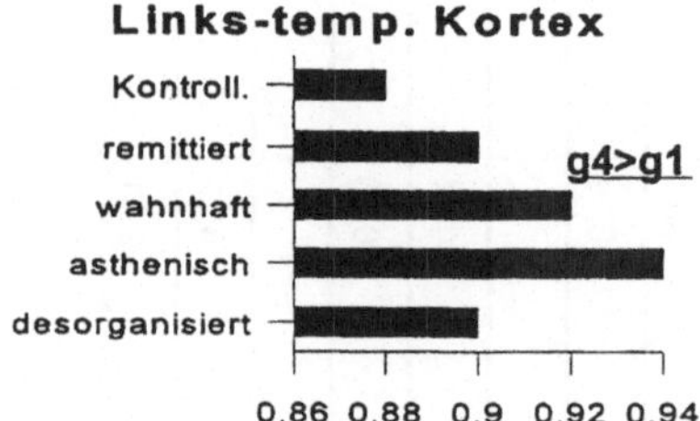

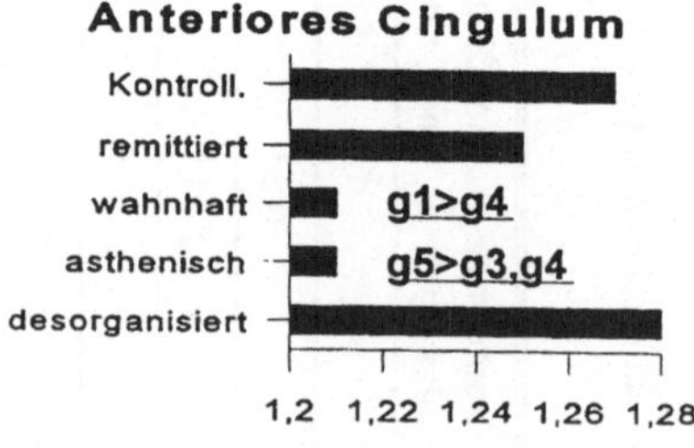

Abbildung 6.3.2: Charakteristische PET-Befunde. Die Bildserien geben jeweils typische Aufnahmen einzelner Patienten mit chronisch wahnhafter, chronisch asthenischer und chronisch desorganisierter Symptomatik wieder. Sowohl der chronisch wahnhafte (obere Reihe) als auch der chronisch asthenische (mittlere Reihe) Patient zeigen eine ausgeprägte Hypofrontalität mit – im Vergleich zur okzipitalen – herabgesetzten frontalen Aktivitätswerten. Eine solche Hypofrontalität besteht beim desorganisierten Patienten (untere Reihe) nicht.

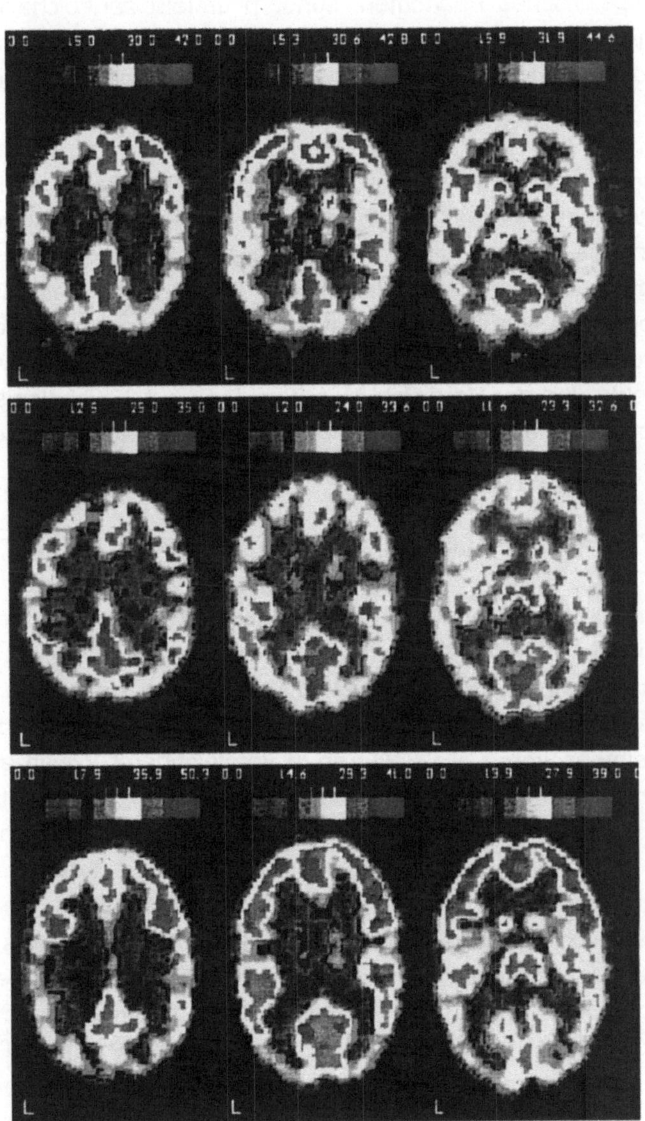

7. Diskussion der PET-Befunde

Die vorliegende PET-Untersuchung erbrachte zwei wesentliche Befunde: Erstens, nach den Ergebnissen der Faktorenanalyse bildet die Hirnaktivität unter einer Aufmerksamkeitsaufgabe bei Schizophrenien kein einheitliches oder hochspezifisches Phänomen, sondern umfaßt zahlreiche Hirnareale und damit große Teile des Zentralorganes; und zweitens, die Subsyndrome korrespondieren weniger mit umschriebenen Störungen denn mit einem insgesamt veränderten Aktivitätsmuster.

Diese Reihenfolge soll auch in der Diskussion der PET-Befunde eingehalten werden: Zunächst werden die Ergebnisse der Faktorenanalysen, daran anschließend die Subsyndrome im Hinblick auf Veränderungen des cerebralen Aktivitätsmusters diskutiert. Hierzu wird einleitend die Methodik anderer Arbeitsgruppen, die ebenfalls die Subsyndrome der chronischen Schizophrenie untersuchten, zusammengefaßt. Eine Betrachtung wichtiger methodischer Aspekte und der Vergleich zwischen den neuropsychologischen und PET-Ergebnissen der vorliegenden Arbeit soll die Diskussion abschließen.

7.1 Kortikale und subkortikale Aktivität bei Schizophrenien

Faktorenanalytisch konnten fünf (unter Berücksichtigung des Lateralisationseffektes für den Faktor "temporaler Kortex": sechs) kortikale und acht subkortikale Faktoren, die 80% bzw. 71% der Varianz der gemessenen Hirnaktivität erklären, identifiziert werden. Ein Generalfaktor trat dabei nicht zutage, vielmehr waren alle Faktoren in vergleichbarer Weise an der Varianzaufklärung beteiligt. Abgesehen von den Faktoren "Hypofrontalität" und "fronto-striatales System" wurden die übrigen Faktoren durch einander benachbarte regions of interest gebildet. Keiner der Faktoren war mit der Aufmerksamkeitsleistung korreliert; von den insgesamt 14 identifizierten Faktoren unterschieden die Faktoren "Hippokampus", "anteriores Cingulum und medialer frontaler Kortex", "Hypofrontalität", "links-temporaler Kortex", sensomotorischer Kortex" und "Corpus callosum" signifikant zwischen Patienten und gesunden Probanden. Diese Ergebnisse zeigen, daß die Hirnaktivität bei schizophrenen Psychosen unter einer Aufmerksamkeitsaufgabe kein einheitliches oder spezifisches Phänomen bildet, sondern ein über zahlreiche Hirnareale hinweg vom Gesunden abweichendes Aktivitätsmuster konstituiert.

In einer Serie von PET-Studien bei gesunden Probanden in unterschiedlichem Lebensalter, Patienten mit Demenz vom Alzheimer-Typ und Patienten mit Down-Syndrom zeigte Horwitz (Horwitz, 1990 und 1991; Horwitz et al., 1986 und 1987), daß funktionelle Verbindungen zwischen einzelnen Hirnarealen durch die Berechnung von Korrelationen operationalisierbar sind. Ein ähnliches Vorgehen wurde auch zur Auswertung elektroencephalographischer Daten angewandt (Louza et al., 1992). In der vorliegenden Studie wurde die in verschiedenen regions of interest ermittelte Hirnaktivität faktorenanalytisch auf ihr Interkorrelationsmuster untersucht. Demnach geben die identifizierten Faktoren funktionelle Zusammenhänge zwischen den auf sie ladenden Hirnarealen wieder. Eine solche "funktionelle Kopplung" (Horwitz,1991) zwischen verschiedenen Hirnarealen kann grundsätzlich durch zwei Einflußgrößen konstituiert werden:

1. Statische Verbindungen zwischen verschiedenen Hirnarealen.
2. Passagere Verbindungen verschiedener Hirnareale, die in der vorliegenden PET-Untersuchung die Heterogenität der Aufmerksamkeitsleistung repräsentieren.

Zur Frage nach möglichen statischen Verbindungen zwischen verschiedenen Hirnarealen lassen die vorliegenden Daten nur im Vergleich zu anderen faktorenanalytischen Studien erste Annahmen zu. Diese Frage wäre durch eine Untersuchung unter Variation der kognitiven Aktivität, z.B. unter einer Aufmerksamkeits- im Vergleich zu einer motorischen Aufgabe, genauer zu untersuchen. Die zweite Hypothese, daß die Faktoren einzelnen, klinisch differenzierbaren Komponenten der Aufmerksamkeitsleistung entsprechen, wird indirekt dadurch gestützt, daß keiner der Faktoren mit der Leistung im CPT signifikant korreliert war. Für diese Hypothese spricht auch die Heterogenität der Aufmerksamkeit, wie sie sich im klinischen Teil der vorliegenden Untersuchung in den Zusammenhängen zwischen der Aufmerksamkeitsleistung und anderen neuropsychologischen Variablen darstellte. Diese Hypothese wäre nun dadurch zu überprüfen, daß die einzelnen Faktoren unter Bezug auf die klinischen Komponenten der Aufmerksamkeit diskutiert werden.

7.1.1 Kortikale Aktivitätsmuster bei Schizophrenien

Nachdem in der Faktorenanalyse der kortikalen Hirnaktivität alle kortikalen regions of interests und damit ein Großteil des Kortex berücksichtigt wurde, ist für die so erhaltene Faktorenstruktur eine inhaltliche Interpretation möglich. Die Ergebnisse zeigen, daß Aufmerksamkeit kein einheitliches oder hochgradig lokalisiertes Phänomen bildet, sondern verschiedene kortikale Areale gleichzeitig beansprucht. Nach Mirsky (1987) bildet Aufmerksamkeit ein heterogenes Phänomen, das sich neuropsychologisch in die Komponenten: Fokussierung der Aufmerksamkeit, Aufrechterhaltung der Fokussierung, Erkennen des Stimulus und Wechsel des Fokus gliedert. Diese klinische Differenzierung wurde in einer faktorenanalytischen Untersuchung der Aufmerksamkeitsleistung von 86 gesunden Probanden bestätigt. Im einzelnen identifizierte die Studie vier Faktoren, die 71% der Varianz erklärten: "perceptual-motor speed", "vigilance", "numerical-mnemonic" und "flexibility". Diese klinische Differenzierung korrespondiert mit der Faktorenstruktur der kortikalen Hirnaktivität, wie sie in der vorliegenden Studie beschrieben wurde.

Der erste Faktor "sensomotorischer Kortex" umfaßte die Aktivität in den Gyri präzentrales, postzentrales und supramaginales, denen eine sensorische oder motorische Funktion gemeinsam ist. Zunächst mag überraschen, daß ein sensomotorischer Faktor überhaupt unter einer Aufmerksamkeitsaufgabe identifiziert werden kann. Demgegenüber haben jedoch phänomenologisch orientierte Psychiater wie Kraus (1974) darauf hingewiesen, daß sensomotorische Leistungen nicht nur der direkten Bewegungskontrolle dienen, sondern auch an Perzeption und Antizipation der Umgebung beteiligt sind. Für diese Hypothese sprechen auch die signifikanten Korrelationen zwischen Aufmerksamkeits- und motorischen Leistungen, die in mehreren Studien (Binkert et al., 1991; Walker und Green, 1982) belegt wurden. Entsprechende Befunde ergaben sich auch im klinischen Teil (vergl. 4.2.3 "Neurologische soft signs bei Schizophrenien") der vorliegenden Arbeit. Daß der sensomotorische Kortex in der vorliegenden PET-Untersuchung nicht als bloß ausführende Relaisstation aktiviert wurde, wird durch die Beobachtung gestützt, daß ein Lateralisationseffekt für dieses Hirnareal nicht bestand. Dieses Ergebnis kann kaum einer motorischen Komponente der eingesetzten Aufmerksamkeitsaufgabe zugeschrieben werden. Die geforderte motorische Antwort wurde stets mit der rechten Hand ausgelöst. Sollte also die Mitwirkung des sensomotorischen Kortex bei den geforderten Aufgaben in erster Linie über ihre – rein motorische – Beantwortung konstituiert sein, wäre ein Lateralisierungseffekt mit höheren Aktivitäten im kontralateralen links- als ipsilateralen rechtshemisphärischen sensomotorischen Kortex zu erwarten (vergl. 7.3 "Addendum"). Auch Volkow et al. (1986) fanden in einer vergleichbaren Studie keinen entsprechenden Lateralisationseffekt für den sensomotorischen Kortex. Für eine aufgabenabhängige Variation der Aktivierung des sensomotorischen Kortex spricht auch die Arbeit von Shadmehr und Holcomb (1997), die die Hirnaktivierung unter erlernbaren Zielbewegungen im Vergleich zu ungerichteten, zufälligen Bewegungen im PET mit $H_2{}^{15}O$ als Tracer bei 16 gesunden Probanden untersuchten. Die höchsten Aktivierungswerte fanden sich unter den zufälligen Bewegungen; das Erlernen der geforderten Zielbewegungen führte – bei vergleichbarer motorischer Ausgangsleistung – zu einer verringerten Aktivierung des sensomotorischen Kortex.

Der zweite Faktor "assoziative Areale" schloß den Gyrus angularis und parietalis superior neben den Brodmann'schen Arealen 19 und 17 ein. Eine Verbindung zwischen Aufmerksamkeit und dem Gyrus parietalis superior wird durch Petersen et al. (1980) bestätigt, die unter einer Aufmerksamkeitsaufgabe einen signifikanten Anstieg der regionalen Hirndurchblutung im angularen und posterioren Teil des parietalen Kortex bei Gesunden fanden.

Der temporale Kortex, der in der vorliegenden Studie den dritten Faktor bildete, soll im Rahmen von Aufmerksamkeitsaufgaben als kurzfristiger Speicher dienen, in dem multimodale Afferenzen konvergieren (Pandya und Veterian, 1985; Mirsky, 1987). Über beide Hirnhemisphären ermittelt, unterschied die temporale Hirnaktivität nicht zwischen schizophren Erkrankten und gesunden Probanden. Erst nach Differenzierung für die rechte und linke Hirnhemisphäre wurde eine Aktivitätserhöhung bei den schizophren Erkrankten im links-temporalen Kortex deutlich. Dieser Befund steht im Einklang mit zahlreichen anderen Studien (DeLisi et al., 1989; Mathew et al., 1988; Sheppard et al., 1983; Szechtmann et al., 1988) und zeigt, daß Lateralisationseffekte unter einer Aufmerksamkeitsaufgabe bei Schizophrenien vor allem hier auftreten.

Der vierte Faktor wurde als "Hypofrontalität" bezeichnet, nachdem er aus zwei okzipitalen und – negativ korreliert – dem mittleren frontalen Gyrus gebildet wurde. Eine Hypofrontalität, d.h. eine gegenüber der okzipitalen verringerte frontale Aktivität wurde erstmals 1974 von Ingvar und Franzen beschrieben und zählt zu den am besten gesicherten cerebralen Veränderungen bei Schizophrenien überhaupt (Übersicht bei: Buchsbaum, 1990). Das im vierten Faktor eingeschlossene frontale Areal umfaßt auch das Brodmann'sche Areal 46, dem eine besondere Bedeutung für das Arbeitsgedächtnis, das einen Wechsel des Aufmerksamkeitsfokus unterstützen soll, zugeschrieben wird (Weinberger et al., 1988; Goldmann-Rakic, 1991). Gleichzeitig zeigt dieser Befund, daß Hypofrontalität nicht eine bloß hypothetische Größe darstellt, sondern als anterior-posteriore Dimension auch empirisch bei Schizophrenien nachweisbar ist.

Der fünfte Faktor "frontaler Kortex" bestand aus den inferioren und superioren frontalen Arealen und verweist auf die mögliche funktionelle Differenzierung des Frontallappens (Benson und Stuss, 1986). Daß dieser Faktor nicht zwischen schizophren Erkrankten und gesunden Probanden unterschied, entspricht der funktionellen Differenziertheit des Frontallappens, der nach den vorliegenden Ergebnissen offenbar nicht in seiner Gesamtheit, sondern in Teilbereichen bei schizophrenen Psychosen betroffen ist.

Vergleichbare Faktorenstrukturen wurden von anderen Arbeitsgruppen beschrieben: In der bereits oben zitierten Studie untersuchten Volkow et al. (1986) die Hirnaktivität unter einer einfachen visuellen Aufmerksamkeitsaufgabe bei 18 schizophren Erkrankten und 12 gesunden Probanden. Die Hirnaktivität wurde mit dem Fluordesoxyglukose-PET in vier kortikalen Regionen, den Basalganglien und dem Thalamus sowie im Gesamthirn erhoben. Faktorenanalytisch konnten vier Faktoren, die 72% der gemeinsamen Varianz aufklären, identifiziert werden: "Frontallappen", "Okzipitallappen", "linke/rechte Hemisphäre", der in erster Linie durch den temporalen Kortex gebildet wurde und der Faktor "subkortikale Strukturen", der die Aktivität in den Basalganglien sowie im Thalamus einschloß. Diese Faktorstruktur wurde sowohl bei den untersuchten schizophren Erkrankten als auch gesunden Probanden identifiziert, wobei die schizophren Erkrankten im Vergleich zu den gesunden Probanden signifikant geringere Werte auf den Faktoren "Frontallappen" und "subkortikale Strukturen" zeigten. Gleichzeitig war bei den schizophren Erkrankten eine Tendenz ($p<0,10$) zu erhöhten okzipitalen Werten auffällig. Diese Unterschiede konnten sowohl in Ruhe als auch unter der Aufmerksamkeitsaufgabe nachgewiesen werden.

Eine weitere Studie wurde von McLaughlin et al. (1992) vorgelegt. Die Arbeitsgruppe untersuchte die regionale Hirndurchblutung mit dem 133-Xenon-SPECT unter zwei akustischen Stimulationsbedingungen (einfache gesprochene Worte vs. dichotisch gehörte Worte) im Vergleich zu "white noise", einem inhaltsleeren Hintergrundrauschen. Insgesamt kamen 10 gesunde Probanden zur Untersuchung; die kortikale Aktivität wurde über insgesamt 28 regions of interest ermittelt, die in zwei Schnittebenen gelegt wurden. Nach dem Scree-Test wurden drei Faktoren identifiziert, die zusammen 77% der Varianz erklärten. Diese Faktoren wurden als "auditory/linguistic", "attentional" sowie als Faktor "visual imaging activity" bezeichnet. Trotz erheblicher methodischer Unterschiede, die neben der Anzahl der Probanden vor allem die Art der zur Kontrolle der kognitiven Aktivität eingesetzten Testaufgabe betreffen, luden bei McLaughlin und Mitarbeitern ebenfalls die sensomotorischen Areale mit den Gyri angularis beider Hemisphären zusammen auf einem Faktor.

Sackeim et al. (1990) untersuchten die kortikale Aktivität in je 16 regions of interest pro Hemisphäre bei 41 depressiv Erkrankten und 40 gesunden Probanden in einer SPECT-Studie mit 133-Xenon als Tracer. Zur Datenauswertung wurde das von Moeller et al. (1987 und 1991) angegebene "scaled subprofile model", das, der Faktorenanalyse ähnlich, zusammengehörige Gruppen von Variablen identifiziert, angewandt. Die Autoren beschreiben drei "Gruppen invarianter Strukturen", auf denen analog zur Faktorenanalyse einzelne regions of interest laden. Die erste Gruppe invarianter Strukturen gab eine symmetrisch angelegte anterior-posteriore Dimension wieder, für die die Autoren eine Analogie zur Hypofrontalität bei schizophrenen Psychosen diskutieren. Die zweite Gruppe umfaßte jene frontalen und parietalen Regionen, die zwischen den Diagnosegruppen deutlich variierten; hierzu zählten auch Teile des sensomotorischen Kortex. Die dritte Gruppe wurde von den regions of interest gebildet, für die ein deutlicher Lateralisierungseffekt bestand.

Zusammengenommen bestätigen die zitierten Studien die Möglichkeit, kortikale Aktivität faktorenanalytisch auf mögliche funktionelle Verbindungen zu untersuchen. Hinsichtlich der eigenen Ergebnisse für den sensomotorischen Kortex, aber auch der für den temporalen Kortex beschriebenen Lateralisierungseffekte und der Hypofrontalität, lassen sich korrespondierende Befunde anderer Autoren zitieren. Unabhängig von der zur Kontrolle der kognitiven Aktivität eingesetzten Testaufgabe weisen alle Studien eine gleichzeitige Aktivierung mehrerer Areale bzw. des gesamten Kortex nach. Dieser Befund verweist auf eine Integration unterschiedlicher Hirnareale. Im gleichen Sinne beschreiben die zitierten Studien auch eine Aktivierung prä- und postzentraler

Areale, denen seit den Pionieruntersuchungen von Hitzig und Fritsch (1874) primär andere, also motorische oder sensorische Funktionen zugeschrieben werden. Diese Ergebnisse stützen die Annahme, daß die hier identifizierte Faktorenstruktur tatsächlich die "funktionelle Kopplung" unterschiedlicher Hirnareale wiedergibt.

7.2 Subsyndrome und regionale Hirnaktivität

Wie schon bei den klinischen Untersuchungen wurde die Patientengruppe anhand der BPRS-Faktoren in vier Patientencluster mit chronisch wahnhafter, chronisch asthenischer und chronisch desorganisierter Symptomatik sowie einem Patientencluster mit milder, remittierter Symptomatik eingeteilt. Unterschiede hinsichtlich des Durchschnittsalters bestanden zwischen diesen Patientengruppen nicht; der Schweregrad der psychotischen Symptomatik unterschied lediglich signifikant zwischen den drei chronischen Patientenclustern und den Patienten mit remittierenden Verläufen. Das asthenische Patientencluster zeigte die längste Erkrankungsdauer bei dem jüngsten Ersterkrankungsalter; zwischen den übrigen Patientenclustern bestanden keine größeren Unterschiede für diese Variablen.

7.2.1 Kurze Synopsis der Methodik anderer Arbeitsgruppen

Die Methodik der bisher verfügbaren fünf weiteren Studien zu den Zusammenhängen zwischen Subsyndromen und funktionellen cerebralen Veränderungen ist in Tabelle 7.2.1 zusammengefaßt.

Die erste Untersuchung wurde von Liddle und Mitarbeitern 1992 vorgelegt. Die Arbeitsgruppe untersuchte 30 chronisch schizophren Erkrankte im PET mit ^{15}O als Tracer. Weitere Untersuchungen von Ebmaier et al. (1993), Kaplan et al. (1993), Kawasaki et al. (1996) und Sabri et al. (1997) folgten. In den Untersuchungen wurde die regionale Hirndurchblutung bzw. der regionale Glukoseumsatz als Maß für die cerebrale Aktivität gemessen. Liddle et al. (1992) und Kawasaki et al. (1996) untersuchten medizierte Patienten, während in den übrigen Untersuchungen neuroleptikafreie bzw. neuroleptikanaive Patienten eingeschlossen wurden. Die untersuchten Stichproben umfaßten zwischen 20 und 38 Patienten; zusätzlich wurden in zwei Studien (Ebmaier et al., 1993; Sabri et al., 1997) je 20 gesunde Probanden eingeschlossen. Aus methodischen Gründen sind die in Tabelle 7.2.1 zitierten

Tabelle 7.2.1: Subsyndrome und regionale Hirnaktivität. Methodik der bisher publizierten bisher Studien anderer Arbeitsgruppen.

Studie	Methode	Unter-suchungsgruppe	Status
Ebmeier et al., 1993	SPECT	20 Pat./ 20 ges. Prob.	neuroleptikafrei
Kaplan et al., 1993	FDG-PET	20 Pat.	neuroleptikafrei
Kawasaki et al.,1996	SPECT	38 Pat.	neuroleptisch behandelt
Liddle et al., 1992	^{15}O-PET	30 Pat.	neuroleptisch behandelt
Sabri et al., 1997	SPECT	24 Pat./ 20 Kont.-Prob.	neuroleptikanaiv*
vorliegende Studie	FDG-PET	79 Pat./ 47 Kont.-Prob.	neuroleptikafrei

Legende: SPECT = Single Photon Emission Computed Tomography; FDG = Fluordesoxyglukose; PET = Positronen-Emissions-Tomographie; *Nachuntersuchung nach erstmaliger neuroleptischer Therapie und Remission der Akutsymptomatik.

Studien unmittelbar vergleichbar. In diesen Studien wurden die Patienten unter Ruhebedingungen untersucht und zur Auswertung Korrelationen zwischen psychopathologischer Symptomatik und regionaler Hirnaktivierung berechnet.

In diesen Studien wurden zur Datenauswertung Korrelationskoeffizienten zwischen der cerebralen Aktivität und den psychopathologischen Subsyndromen berechnet. Wie im Abschnitt 2.2 "Datenalyse" diskutiert, ist mit diesem Ansatz ein direkter Vergleich der fraglichen Befunde anhand einer gesunden Kontrollgruppe nicht möglich. Zudem wurde die kognitive Aktivität der Patienten unter der Untersuchung nicht durch eine einheitliche neuropsychologische Aufgabe standardisiert. Hervorzuheben ist die Studie der Aachener Arbeitsgruppe (Sabri et al., 1997), die zwei SPECT-Untersuchungen – die Erstuntersuchung im neuroleptikanaiven Zustand und eine Wiederholungsuntersuchung nach Remission der Akutsymptomatik unter neuroleptischer Therapie – durchführten.

7.2.2 Subsyndrome und cerebrale Aktivitätsmuster

Im chronisch wahnhaften Patientencluster bestand eine im Vergleich zu den gesunden Probanden und den Patienten mit einer desorganisierten Symptomatik signifikant verringerte Aktivität im Hippokampus. Auch Ebmaier et al. (1993), Kaplan et al. (1993), Liddle et al. (1992) und Sabri et al. (1997) fanden die wahnhaft-halluzinatorische Symptomatik mit der Aktivität im linken Temporallappen signifikant korreliert. Dieser Befund wird durch eine neuere Untersuchung mit der fMRT gestützt: David et al. (1996) untersuchten einen halluzinierenden Patienten im Verlauf mit der funktionellen MRT. Die Untersuchungen erfolgten jeweils unter akustischer Stimulation. Die Arbeitsgruppe beschrieb eine Hypoaktivierung im auditiven Kortex und im Temporallappen im akut halluzinierenden Zustand. Dieser Befund war sowohl im neuroleptikafreien Zustand als auch unter neuroleptischer Medikation zu bestätigen. Dagegen war eine solche herabgesetzte Aktivierung nach Remission des halluzinatorischen Erlebens nicht mehr nachweisbar. Auch dieser Befund bestand sowohl im neuroleptikafreien Zustand als unter Medikation. Diese Ergebnisse korrespondieren mit der oben beschriebenen Assoziation zwischen wahnhaft-halluzinatorischer Symptomatik und Veränderungen im temporalen Kortex. Volumetrische Studien mit der Magnetresonanztomographie (Becker et al.,1990; Bogerts et al., 1990; Breier et al., 1992; Shenton et al., 1992 und Suddath et al, 1990) erbrachten eine Volumenminderung hippokampaler Strukturen und des Temporallappens bei schizophren Erkrankten. Auch pathoanatomisch wurde eine Volumenminderung des Hippokampus bei schizophrenen Psychosen beschrieben (Falkai und Bogerts, 1986; Heckers et al., 1991). Gruppenstatistisch werden hippokampale Veränderungen bei der Mehrzahl der schizophren Erkrankten nachgewiesen; dies mag erklären, daß in der vorliegenden PET-Studie (vergl. Abbildung 6.3.1) eine verminderte hippokampale Aktivität bis zu einem gewissen Grade auch bei Patienten mit chronisch asthenischer und desorganisierter Symptomatik wie bei Patienten mit remittierenden Verläufen bestand.

Das asthenische Patientencluster war durch eine ausgeprägte Hypofrontalität charakterisiert; dieser Befund erreichte im Vergleich zu den Patienten mit desorganisierter Symptomatik und den gesunden Kontrollen Signifikanzniveau. Auch die in Tabelle 7.2.1 zitierten Studien belegen durchgehend eine Assoziation zwischen asthenischer Symptomatik und Hypofrontalität. Hypofrontalität zählt zu den am häufigsten bestätigten Befunden mit funktionellen bildgebenden Verfahren und verweist auf eine gestörte Funktion des Frontallappens (Übersicht bei: Buchsbaum, 1990). Weitere Studien zeigen, daß Hypofrontalität nicht nur bei Schizophrenien, sondern auch in depressiven Phasen affektiver Psychosen auftreten kann. Dieser Befund war sowohl bei medikamentenfreien (Buchsbaum et al., 1984) als auch medikamentös behandelten Patienten (Ebert et al., 1993; Schröder et al., 1989) replizierbar. Hieraus läßt sich schließen, daß Hypofrontalität nicht spezifisch bei schizophrenen Psychosen auftritt, sondern mit asthenischen und depressiven Symptomen wie Antriebsminderung oder psychomotorischer Verarmung vergesellschaftet ist. Diese Hypothese deckt sich mit den vorliegenden Ergebnissen und wird durch weitere Studien mit bildgebenden Verfahren gestützt: Wolkin et al. (1992) ermittelten die regionale Hirnaktivität bei 20 chronisch schizophren Erkrankten im Fluordesoxyglukose-PET unter Ruhebedingungen und fanden eine Abhängigkeit zwischen Negativsymptomatik und Aktivitätsminderung im präfrontalen Kortex. Ein entsprechendes Ergebnis wurde von Volkow et al. (1987) anhand der Befunde von 18 chronisch schizophren Erkrankten beschrieben. Lediglich Chua et al. (1997) und Liddle et al. (1992) finden Lateralisationseffekte mit Korrelationen zwischen Negativsymptomatik und Hinweisen auf eine Verschmächtigung der Hirnrinde bzw. Aktivitätsminderung im Bereich des frontalen Kortex, die nur für die linke Hemisphäre Signifikanzniveau erreichten; in den übrigen Studien galten die Ergebnisse stets für beide Hemisphären.

Gleichzeitig war das asthenische Patientencluster durch die höchsten Aktivitätswerte im Bereich des links-temporalen Kortex charakterisiert. Dieser Befund steht im Einklang mit Weinbergers Hypothese, nach der frontale Veränderungen auch sekundär durch temporale Störungen über eine anteromediale temporo-präfrontale Verbindung entstehen können (Weinberger, 1991; Weinberger et al., 1992).

Gemeinsam mit dem wahnhaften Patientencluster zeigten die asthenischen Patienten eine verringerte Aktivität im Bereich des anterioren Cingulum und medialen frontalen Kortex. Auch Sabri et al. (1997) fanden wahnhafte und asthenische Symptome negativ mit der Aktivität in diesem Hirnareal korreliert. Andreasen und Mitarbeiter (1992) verglichen die regionale Hirndurchblutung mit dem 133-Xenon-SPECT unter Ruhebedingungen mit der Hirndurchblutung während der Durchführung einer computergestützten Version des Tower of London Tests bei 36 schizophren Erkrankten und 15 gesunden Probanden. Zeigten die gesunden Probanden einen signifikanten Aktivitätsanstieg im Bereich des medialen frontalen Kortex, erschien die Aktivierung dieser

Hirnregion bei den schizophren Erkrankten verringert. Für diesen Effekt war eine Abhängigkeit von einer möglichen Negativsymptomatik nachweisbar. Ein vergleichbares Ergebnis wird von Tamminga et al. (1992) angegeben, die positronenemissionstomographisch den regionalen Glukosemetabolismus im anterioren Cingulum unter partieller sensorischer Deprivation – sowohl bei Patienten mit Defizit, als auch mit einer stärker wahnhaft betonten Symptomatik – verringert fanden. Das anteriore Cingulum und der mediale frontale Gyrus können annähernd auch durch die Messung der Weite des frontalen Interhemisphärenspaltes beurteilt werden. Tatsächlich zeigten die bereits diskutierten computertomographischen Ergebnisse eine Erweiterung des frontalen Interhemisphärenspaltes sowohl bei den wahnhaften als auch den Patienten mit asthenischer Symptomatik im Vergleich zu der desorganisierten Patientengruppe. Pathoanatomisch könnten die Veränderungen im anterioren Cingulum mit Benes et al. (1991) einer verringerten Anzahl kleiner, GABAerger Neurone entsprechen. Zwei Jomazenil- SPECT Studien (Busatto et al., 1997; Schröder et al., 1997) untersuchten die Verteilung der $GABA_A$-Benzodiazepinerezeptoren und die Diazepambindung bei 15 bzw. 20 Patienten mit schizophrenen Psychosen. Beide Studien ergaben eine signifikante Korrelation zwischen der Negativsymptomatik und einer verringerten Jomazenilaufnahme im medialen frontalen Kortex, bzw. eine verringerte Diazepambindung im medialen frontalen Kortex bei chronisch Erkrankten gegenüber Patienten mit remittierenden Verläufen.

Im desorganisierten Patientencluster war eine signifikante Aktivitätserhöhung im sensomotorischen Kortex auffällig. Diese Veränderung erreichte im Vergleich zu den gesunden Probanden, aber auch allen anderen schizophren Erkrankten, Signifikanzniveau. Mit Shadmehr und Holcomb (1997) könnte dieser Befund spekulativ beeinträchtigten Lernvorgängen bei der Bearbeitung des CPT entsprechen. Klinisch waren die desorganisierten Patienten durch formale Denkstörungen und deutlich erhöhte NSS-Scores charakterisiert. Derartige Zusammenhänge zwischen NSS und Störungen im sensomotorischen Kortex werden durch mehrere PET- und fMRT-Studien bestätigt (Günther et al., 1991 und 1994; Schröder et al., 1995).

Weitere Befunde werden für das desorganisierte Subsyndrom uneinheitlich angegeben: Fanden Liddle et al. (1992) Korrelationen mit einer erhöhten Aktivität im medialen Frontallappen und anterioren Cingulum, beschrieben Ebmaier et al. (1993) und Kaplan et al. (1993) umgekehrte Korrelationen zur temporalen Aktivität. Ein anderes Bild ergaben die neuropsychologischen

Studien: Hier war das desorganisierte Subsyndrom vor allem durch Störungen des Arbeitsgedächtnisses charakterisiert. In zahlreichen Studien konnte die Arbeitsgruppe um Weinberger (Berman et al., 1992; Marenco et al., 1993; Weinberger, 1988; Weinberger et al., 1988) diese Störungen auf eine verringerte Aktivierung des dorsolateralen frontalen Kortex beziehen. Ein entsprechender Befund konnte für das desorganisierte Subsyndrom weder in einer der in Tabelle 7.2.1 aufgeführten Studien noch in der vorliegenden Arbeit bestätigt werden. Diese divergierenden Ergebnisse sind am ehesten auf methodische Unterschiede zwischen den Studien zu beziehen, die im nächsten Abschnitt gesondert diskutiert werden.

Sowohl die desorganisierten als auch die asthenischen Patientencluster waren durch eine verminderte Aktivität im Corpus callosum gegenüber der Kontrollgruppe charakterisiert. Die genaue Interpretation dieses Befundes erscheint schwierig; mit Nasrallah (1985) sollen Störungen im Corpus callosum mit Veränderungen des Interhemisphärenaustausches und damit Denk- oder Wahrnehmungsstörungen in Verbindung stehen. Günther et al. (1991) beschrieben eine Verkleinerung des Corpus callosum bei Patienten mit prononcierter Negativsymptomatik. Dieser Befund wurde jüngst von Woodruff et al. (1997) mit einer signifikanten umgekehrten Korrelation zwischen asthenischen Symptomen und der Querschnittsfläche des Corpus callosum bestätigt.

Eine übergeordnete, allen schizophren Erkrankten gemeinsame Störung konnte somit nicht nachgewiesen werden. Dieses Ergebnis steht im Gegensatz zu der von Friston et al. (1992) entwickelten Hypothese, wonach eine Störung der linkshemisphärischen parahippokampalen Region allen schizophren Erkrankten gemeinsam sei: In einer Reinterpretation der von Liddle et al. (1992) gewonnenen Daten konnte die Arbeitsgruppe zwar die zuvor beschriebenen Unterschiede zwischen den Subsyndromen bestätigen, fand aber gleichzeitig auch eine signifikante Korrelation zwischen dem Schweregrad der Erkrankung – der als Summe der drei Subsyndromscores operationalisiert wurde – und der Aktivität in der linksseitigen parahippokampalen Region. Mit Roberts (1991) sehen Friston et al. (1992) dieses Hirnareal insbesondere mit anderen temporalen und frontalen Arealen sowie den Basalganglien verbunden, womit die in den genannten Hirnarealen mitgeteilten Veränderungen eine Erklärung fänden. Erhebliches Gewicht erfährt diese Annahme durch die klinische Beobachtung Flor-Henrys (1976), der eine schizophrenieartige Symptomatik in der Aura generalisierter Anfälle vor allem bei Vorliegen linkstemporaler Läsionen fand. Einschränkend räumt Friston jedoch ein, daß dieses Modell kaum die Richtung der Aktivitätsveränderungen oder das Nebeneinander erhöhter und verminderter Aktivitätswerte in den verschiedenen Hirnregionen verständlich machte. Zudem würden die Befunde nur vorbehaltlich des noch ausstehenden Vergleiches mit einer gesunden Kontrollgruppe gelten.

Die vorliegenden Ergebnisse können die Hypothese Fristons nicht bestätigen. Zwar war die Aktivität in der Hippokampalregion bei allen schizophren Erkrankten im Vergleich zu den gesunden Probanden erniedrigt, doch erreichte dieser Unterschied lediglich für das wahnhafte Patientencluster Signifikanzniveau. Gegen die Hypothese, daß frontale Veränderungen stets sekundär durch temporale Störungen verursacht werden, sprechen vor allem die frontalen Befunde: Sowohl auf den Faktoren "anteriores Cingulum und medialer frontaler Kortex" als auch "Hypofrontalität" bestanden signifikante Veränderungen nur bei einzelnen Patientengruppen, obwohl ja allen Patienten temporale Veränderungen zu einem gewissen Grade gemeinsam waren.

Zudem war eine Abhängigkeit der Aktivitätswerte vom Schweregrad der Erkrankung nicht zu bestätigen. Zwischen den chronischen Patientenclustern bestanden nur geringe, keinesfalls signifkante Unterschiede auf dieser Variablen; auch signifikante Korrelationen zwischen dem Schweregrad der Symptomatik und einem der Aktivitätsfaktoren wurden nicht aufgedeckt. Zudem ließe eine Abhängigkeit der Hirnaktivität vom Schweregrad der Symptomatik erwarten, daß das remittierte Patientencluster eine feste Position zwischen den gesunden Probanden und den drei chronisch erkrankten Patientenclustern einnimmt. Dies war jedoch nicht der Fall.

Entsprechendes ist auf das Alter anzuwenden. Signifikante Unterschiede im Durchschnittsalter bestanden nicht. Allerdings war das chronisch asthenische gegenüber den übrigen Patientenclustern durch die längste Erkrankungsdauer und das jüngste Ersterkrankungsalter ausgewiesen. Darüber hinaus war die Erkrankungsdauer mit den Faktoren "Thalamus" und "Hypofrontalität" signifikant korreliert. Ein entsprechendes Ergebnis wird von Mathew et al. (1988) für die Hypofrontalität mitgeteilt. Demnach könnten ein frühes Ersterkrankungsalter und eine Hypofrontalität auch mit einer gegebenen Vulnerabilität gegenüber dem asthenischen Subsyndrom korrespondieren, so daß in einer Querschnittsuntersuchung das asthenische Patientencluster dann durch die längste Erkrankungsdauer charakterisiert ist.

Die hier diskutierten Befunde bestätigen damit die zweite Ausgangshypothese der vorliegenden Arbeit: Offenbar korrespondieren die Subsyndrome mit einem insgesamt veränderten Aktivitätsmuster. Dabei lassen sich sowohl für einzelne Subsyndrome charakteristische als auch übergeordnete Störungen beschreiben.

7.2.3 Methodische Aspekte

Unterschiede zwischen den diskutierten Studien betreffen vor allem die Untersuchungsbedingungen mit den eingesetzten neuropsychologischen Paradigmata, die Datenauswertung sowie die Frage der neuroleptischen Medikation. Diese möglichen Einflußfaktoren werden im folgenden diskutiert:

Die teilweise divergierenden Ergebnisse zum Zusammenhang zwischen Störungen des Arbeitsgedächtnisses und Veränderungen im dorsolateralen präfrontalen Kortex sind am ehesten auf den Einfluß unterschiedlicher neuropsychologischer Paradigma zu beziehen: Weinberger und Mitarbeiter untersuchten die regionale Hirndurchblutung im ^{133}Xe-SPECT unter dem Wisconsin card sorting test, während in der vorliegenden Arbeit eine Aufmerksamkeitsaufgabe, der CPT und das PET mit Fluordesoxyglukose als Tracer eingesetzt wurde. Dagegen führten die in Tabelle 7.2.1 zitierten Autoren ihre Untersuchungen unter Ruhebedingungen und mit verschiedenen PET- bzw. SPECT-Verfahren durch. Diese Gegenüberstellung zeigt, daß die Hirnaktivität tatsächlich aufgabenabhängig schwanken kann und unterstreicht die Bedeutung einer Kontrolle der kognitiven Aktivität durch eine neuropsychologische Aufgabe während der Untersuchung.

Unterschiede in der Datenauswertung sind für den Vergleich der Studie von Liddle et al. (1992) mit der vorliegenden Arbeit besonders wichtig: Zur Datenauswertung berechneten Liddle et al. (1992) Korrelationskoeffizienten zwischen psychopathologischer Symptomatik – i. e. Subsyndromscores – und cerebraler Aktivität im PET. Anhand solcher Korrelationskoeffizienten beziehen Liddle et al. (1992) das desorganisierte Subsyndrom auf eine Aktivitätserhöhung im anterioren Cingulum. Tatsächlich erreichten auch in der vorliegenden Studie die desorganisierten Patienten die höchsten Aktivitätswerte im medialen Frontallappen gegenüber den wahnhaften und asthenischen Patienten (vergl. Abbildung 6.3.1). Im Vergleich zu den gesunden Probanden zeigten die desorganisierten Patienten jedoch keine signifikante Abweichung. Vielmehr waren hier die wahnhaften und asthenischen Patienten durch signifikant reduzierte Aktivitätswerte charakterisiert. Dieser Befund unterstreicht die Bedeutung einer gesunden Kontrollgruppe zur Interpretation der fraglichen Veränderungen und damit der hierzu eingesetzten sequentiellen Datenanalyse.

Der mögliche Einfluß einer neuroleptischen Therapie auf die regionale Hirnaktivität wurde in mehreren Studien untersucht: Mathew et al. (1988) konnten keine Unterschiede in der kortikalen Aktivität im Vergleich von 62 neuroleptisch behandelten mit 46 unbehandelten Patienten ausmachen. Dieser Befund bezog sich auch auf die Hypofrontalität. Eine langfristige neuroleptische Behandlung scheint nach den Befunden von Cantor-Graae et al. (1991) ohne nachweisbaren Einfluß auf die kortikale Aktivität zu bleiben: Die Arbeitsgruppe untersuchte 7 der 11 von Ingvar und Franzen (1972) untersuchten "jüngeren" schizophren Erkrankten nach wenigstens 17-jähriger neuroleptischer Behandlung katamnestisch. Weder der psychopathologische Befund noch die kortikale Hirndurchblutung einschließlich der Hypofrontalität zeigten größere Veränderungen, so daß die Studie mögliche Neuroleptikaeinflüsse relativiert. Für die Hypofrontalität wurde ein vergleichbarer Befund von Sabri et al. (1997) im Akutverlauf beschrieben.

Wolkin et al. (1985) verglichen den regionalen Glukosemetabolismus im PET bei acht chronisch schizophren Erkrankten vor und nach einer wenigstens fünfwöchigen Behandlung mit Thiothixene (n = 7) bzw. Fluphenazin (n = 1). Acht gesunde Probanden dienten als Kontrollgruppe. Unabhängig von der Medikation zeigten die Patienten in beiden Untersuchungen eine ausgeprägte Hypofrontalität gegenüber den gesunden Probanden; dagegen war für die temporal und in den Basalganglien ermittelte Hirnaktivität eine deutliche Normalisierung der Werte ablesbar. Ausführlich wurden Medikationseffekte von Buchsbaum et al. (1992) bei 25 schizophren Erkrankten untersucht. In einem "doppelblind-crossover" Studiendesign erhielten die Patienten über zwei fünfwöchige Intervalle jeweils Haloperidol oder Placebo. Vor dem Medikamentenwechsel wurde nach Abschluß jedes Intervalls ein Fluordesoxyglukose-PET durchgeführt. Haloperidolresponder waren durch eine unter Placebo herabgesetzte Aktivität im Striatum mit einem signifikanten Aktivitätsanstieg unter Haloperidol charakterisiert; anstelle dieser Veränderungen war bei den Non-Respondern ein Abfall der frontalen Aktivität mit verstärkter Hypofrontalität unter Haloperidol auffällig. Diese Befunde schließen an eine Vorstudie der selben Arbeitsgruppe an (Buchsbaum et al., 1987). Daß eine neuroleptische Behandlung Veränderungen der D_2 Dopaminrezeptoren in den Basalganglien induziert, wird auch aus einer neueren Untersuchung mit dem IBZM-SPECT deutlich (Schröder et al., im Druck). Darin wurden 15 schizophren Erkrankte im neuroleptikanaiven Zustand und nach einer standardisierten Therapie mit Benperidol (12-16 mg über 25 d) untersucht. Die Studie ergab Hinweise auf eine erhöhte IBZM-Bindung und damit "receptor upregulation" nach neuroleptischer Therapie bei den Patienten, die einen unbefriedigenden Behandlungserfolg mit Negativsymptomen und extrapyramidalen Nebenwirkungen zeigten. Diese Studien belegen Veränderungen in den Basalganglien unter neuroleptischer Therapie. Medikationseffekte können damit die divergierenden Ergebnisse hinsichtlich Veränderungen in den Basalganglien zwischen Studien, die neuroleptisch behandelte (Liddle et al., 1992) bzw. wie die vorliegende Studie unbehandelte Patienten untersuchten, durchaus erklären.

7.2.4 Aktivitätsmuster und neuropsychologische Defizite

Nach den vorliegenden Befunden ist das wahnhafte Subsyndrom durch eine verringerte Aktivität im Hippokampus ausgewiesen und hat mit dem asthenischen Subsyndrom eine Aktivitätsminderung im anterioren Cingulum und medialen frontalen Gyrus gemeinsam. Das asthenische Subsyndrom zeigte eine ausgeprägte Hypofrontalität mit erhöhten links-temporalen Aktivitätswerten. Für das desorganisierte Subsyndrom war eine Aktivitätserhöhung im sensomotorischen Kortex charakteristisch; wie beim asthenischen Subsyndrom fand sich hier zudem eine Aktivitätsverminderung im Corpus callosum. Diese Befunde entsprechen der zweiten Ausgangshypothese der vorliegenden Studie und konvergieren kaum auf umschriebene, spezifische Störungen, sondern korrespondieren mit einem insgesamt veränderten Aktivitätsmuster. Im Sinne der dritten Ausgangshypothese bleibt nun zu diskutieren, inwiefern das veränderte Aktivitätsmuster mit den klinischen und neuropsychologischen Charakteristika der Subsyndrome (vergl. 4.2 "Neuropsychologische Defizite, neurologische soft signs und computertomographische Befunde") korrespondiert.

Neuropsychologisch waren die chronisch wahnhaften Patienten durch Störungen des deklarativen Gedächtnisses charakterisiert, wie sie häufig bei Veränderungen der medialen temporalen Substrukturen auftreten. Zwar wurde in den durchgeführten neuropsychologischen Untersuchungen nicht zwischen Speicherungs- und Abrufvorgängen differenziert, doch weisen neue PET- (Kapur et al., 1996; Tulving et al., 1994) und fMRT-Studien (Gabrieli et al.,

1997) eine bihemisphärische Aktivierung temporaler Strukturen unter diesen beiden Vorgängen nach.

Bei den chronisch asthenischen Patienten bestanden – gefolgt von den chronisch wahnhaften Patienten – die ausgeprägtesten Störungen des prozeduralen Gedächtnisses. Derartige Auffälligkeiten können auf Störungen im medialen frontalen Kortex bezogen werden, wie sie bei den hier untersuchten Patientengruppen mit einer Erweiterung des frontalen Interhemisphärenspaltes im CCT oder hier herabgesetzter Aktivitätswerte im PET bestanden.

Für das desorganisierte Subsyndrom waren Störungen des Arbeitsgedächtnisses und erhöhte NSS-Scores auffällig. Während erhöhte NSS-Scores auf eine veränderte Aktivierung des sensomotorischen Kortex verweisen, ist eine Zuordnung der Störungen des Arbeitsgedächtnisses aus den bereits diskutierten methodischen Gründen anhand der vorliegenden Ergebnisse nur bedingt möglich.

Diese Befunde bestätigen die dritte Ausgangshypothese der vorliegenden Arbeit: Offenbar ist das veränderte Aktivitätsmuster auch geeignet, die im psychopathologischen und klinischen Teil der Studie beschriebenen neuropsychologischen Charakteristika der Subsyndrome – zumindest in erster Näherung – zu erklären. Zur weiteren Überprüfung der darin implizierten Zusammenhänge zwischen Störungen im sensomotorischen Kortex und NSS wurde in zwei unabhängigen Untersuchungen die Aktivierung dieses Hirnareales unter repetitiven Bewegungen, d.h. typischen NSS, bei schizophren Erkrankten mit der fMRT untersucht. Diese Untersuchungen sind im folgenden als Addendum dargestellt.

7.3 Addendum: Störungen der cerebralen Aktivierung und NSS

Die fMRT ist ein weitgehend nichtinvasives Verfahren, das auf den sich ändernden magnetischen Eigenschaften von Hämoglobin unter verschiedenen Oxygenierungsgraden beruht. Die meßbaren Effekte lassen sich auf die unterschiedlichen magnetischen Eigenschaften von Oxy- und Desoxyhämoglobin zurückführen. Eine lokale kortikale Aktivierung induziert eine regionale Erhöhung des cerebralen Blutflusses und der kapillären Sauerstoffausschöpfung. Da die erhöhte Sauerstoffausschöpfung von der Perfusionszunahme überkompensiert wird (Fox und Raichle, 1986), kommt es zu einer Netto-

Abnahme des paramagnetischen Desoxyhämoglobins. Hieraus resultiert eine Verkleinerung der Suszeptibilitätsdifferenz zwischen kleinen Gefäßen und umliegendem Gewebe mit Erhöhung des MR-meßbaren Signals. Damit können Veränderungen der regionalen Hirndurchblutung mit einer zeitlichen Auflösung im Sekundenbereich verfolgt werden. Im Gegensatz zu SPECT- und PET-Untersuchungen ist also die Verwendung eines Radiopharmakons nicht erforderlich, so daß längere Anflutungs- oder Auswaschzeiten nicht zu beachten sind. Mehrere Untersuchungszyklen können unmittelbar aufeinander folgen, womit das Signal-Rausch-Verhältnis deutlich verbessert wird. Ein weiterer Vorteil der fMRT besteht in der exakten Abbildung der Hirnmorphologie, die eine relativ genaue Lokalisation der funktionellen Veränderungen möglich macht.

7.3.1 fMRT unter Daumen-Finger Opposition

In der ersten Studie wurde die Aktivierung des sensomotorischen Kortex unter einem typischen NSS – der Daumen-Finger Opposition – in Zusammenarbeit mit dem Deutschen Krebsforschungszentrum Heidelberg an einem Standard-1,5 Tesla Tomographen mit dem von Schad et al. (1993 und 1994) angegebenen Verfahren der modifizierten Gradientenecho-Sequenz (FLASH – fast low angle shot) untersucht. Die damit mögliche zweidimensionale Untersuchungstechnik garantiert eine befriedigende zeitliche Auflösung mit einer Aufnahmedauer zwischen 7 und 14 Sekunden. Zehn schizophren Erkrankte und sieben gesunde Probanden beteiligten sich an der Studie; alle Untersuchungsteilnehmer waren Rechtshänder. Entsprechend den klinischen Studien wurden die Patienten nach Remission der Akutsymptomatik in stabilen Zustand vor Abschluß der stationären Behandlung untersucht. Das Lebensalter der Patienten betrug im Mittel 28,7 ± 3,0 Jahre (gesunde Probanden: 26,8 ± 2,7 Jahre), die durchschnittliche Erkrankungsdauer 6,9 ± 4,3 Jahre. Alle Patienten waren auf Clozapin (287,5 ± 177,6 mg/d) eingestellt. Jede fMRT-Untersuchung umfaßte je 60 Aufnahmen unter Oppositionsbewegung mit der rechten bzw. linken Hand, wobei sich Ruhebedingung und Daumen-Finger Opposition periodisch abwechselten. Die Bewegungsleistung wurde anhand der Heidelberger NSS-Skala unter dem fMRT beurteilt.

Unter der Hypothese, daß an der Daumen-Finger Opposition neben dem sensomotorischen Kortex auch die SMA beteiligt ist, wurde die Hirnaktivität in einer entsprechenden axialen Schicht dargestellt und auf eine kongruente T1-gewichtete Aufnahme superponiert. In einem ersten Analyseschritt wurde die unter den drei Ruhe- bzw. Bewegungsperioden erhobene Hirnaktivität gemittelt. Anschließend wurde für jedes Pixel die Aktivitätsänderung errechnet und mittels t-Test auf ihre Signifikanz geprüft. Bei Bildung solcher "statistical parametric maps" (Friston et al., 1991) wird zur Vermeidung einer Kumulation von Fehlern erster Ordnung empfohlen, ein hohes Signifikanzniveau vorzugeben. Auch in der ersten systematischen Untersuchung der Hirnaktivierung unter repetitiven Bewegungen mit der fMRT überhaupt (Kim et al., 1993) wurde dieses Vorgehen gewählt. Einschränkend kann eingewandt werden, daß die Höhe einer regionalen Aktivitätsänderung auch den funktionellen Zusammenhang zwischen dem betreffenden Hirnareal und der geforderten Leistung wiedergibt. Wird also die Signifikanzschwelle erhöht, so verringert sich das Risiko von Fehlern erster Ordnung zu Lasten der Darstellung solcher Hirnregionen, die nur mittelbar an der geforderten Leistung teilhaben. Einen möglichen Ausweg aus diesem Dilemma bildet die Betrachtung der Verteilung der aktivierten Pixel: Nachdem das Risiko von Fehlern erster Ordnung für alle Pixel in gleicher Höhe besteht, dürften Pixel, denen eine signifikante Aktivitätserhöhung qua statistischem Irrtum zugeschrieben wird, über alle Hirnregionen gleichverteilt sein. Anders dagegen die Pixel, die in tatsächlich aktivierten Arealen liegen: Hier steht zu erwarten, daß diese Pixel nicht "singulär", sondern in Nachbarschaft anderer Pixel, für die ebenfalls eine signifikante Aktivitätsänderung nachweisbar ist, auftreten. Zur Identifizierung der Pixel, die unter der Oppositionsbewegung eine signifikante Aktivierung erfuhren, haben wir deshalb das Signifikanzniveau mit $p<0{,}005$ relativ hoch angesetzt, um gleichzeitig nach der oben beschriebenen "Nachbarschaftsregel" (Schröder et al., 1995) singulär auftretende Pixel, die unabhängig von den benachbarten Pixeln eine signifikante Aktivitätsänderung zeigten, von der weiteren Analyse auszuschließen. Anschließend wurde zur regionalen Quantifizierung ein Gitter aus 6 x 5 quadratischen Regionen (grid overlay) den Aufnahmen überlagert und die regionale Hirnaktivierung als mittlerer t-Wert für die resultierenden 30 regions of interest ermittelt. Weitere Angaben zur fMRT-Methodik bzw. den hierzu entwickelten Verfahren wurden von Baudendistel et al. (1995 und 1996) und Wenz et al. (1994) beschrieben.

Unter der Oppositionsbewegung zeigten alle Patienten und Probanden eine signifikante Aktivierung in den contra- und ipsilateralen sensomotorischen Kortizes sowie der SMA. Die Ergebnisse für den sensomotorischen Kortex sind in Abbildung 7.3.1 dargestellt: Gegenüber den gesunden Probanden waren die schizophren Erkrankten durch herabgesetzte Aktivierungswerte ausgewiesen; dieser Befund erreichte für den rechtshemisphärischen Kortex unter contralateraler, für den linkshemisphärischen Kortex unter contra- und ipsilateraler Oppositionsbewegung Signifikanzniveau. Während die gesunden Probanden einen Lateralisationseffekt zugunsten des linkshemisphärischen Kortex unter ipsilateraler Oppositionsbewegung zeigten, bestanden bei den schizophren Erkrankten umgekehrte Verhältnisse: Hier überstieg die Koaktivierung des rechtshemisphärischen sensomotorischen Kortex unter ipsilateraler Bewegung die entsprechenden linkshemisphärischen Werte. Diese Ergebnisse konnten varianzanalytisch bestätigt werden (Haupteffekt "Diagnose": F = 31,69; df = 1; p<0,0001; Haupteffekt "Hemisphäre": F = 1,06; df = 1; p = n. sig.; Wechselwirkung "Diagnose * Hemisphäre" (F = 7,65; df = 1; p<0,01). Unter contralateraler Oppositionsbewegung blieb ein entsprechender Lateralisationseffekt aus (Haupteffekt "Diagnose": F = 19,77; df = 1; p<0,005; Haupteffekt "Hemisphäre": F = 0,09; df = 1; p = n. sig., Wechselwirkung "Diagnose*Hemisphäre" F = 0,30; df = 1; p = n. sig.). Entsprechende Verhältnisse be-

Abbildung 7.3.1: Aktivierung des sensomotorischen Kortex unter Daumen-Finger Opposition bei schizophren Erkrankten und gesunden Probanden. (Nach Schröder et al., 1995)

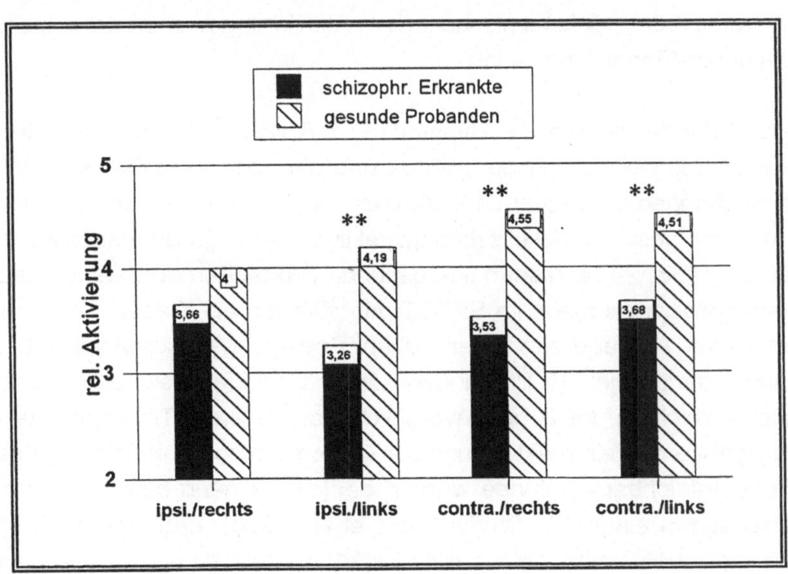

Legende: ipsi. = ipsilateral; contra. = contralateral; rechts = rechtshemisphärischer sensomotorischer Kortex; links = linkshemisphärischer sensomotorischer Kortex; **p<0,005

standen in der SMA; allerdings erreichte hier der Unterschied zwischen schizophren Erkrankten und gesunden Probanden nur unter linksseitiger Daumen-Finger Opposition Signifikanzniveau (df = 1; F = 4,6; p<0,05).

Diese Befunde stützen die Ergebnisse von Kim et al. (1993), der als erster die Hirnaktivierung unter repetitiven Bewegungen mit der fMRT bei 15 gesunden Probanden (10 Rechts- und 5 Linkshänder) untersuchte. Bei allen Probanden konnte die Arbeitsgruppe eine signifikante Aktivierung des sensomotorischen Kortex unter kontra- wie ipsilateraler Daumen-Finger Opposition beobachten. Hinsichtlich der Aktivierung unter ipsilateraler Oppositionsbewegung ergab sich ein Lateralisierungseffekt mit höheren Aktivierungswerten im linkshemisphärischen als im rechtshemisphärischen sensomotorischen Kortex. Die fünf untersuchten Linkshänder waren durch nahezu spiegelbildliche Verhältnisse ausgewiesen. Auch dieser Befund wird in der vorliegenden Studie repliziert. Gegenüber den gesunden Probanden waren die schizophren Erkrankten in der vorliegenden Studie durch eine herabgesetzte Aktivierung der sensomotorischen Kortizes und der SMA charakterisiert; darüber hinaus bestand hier ein umgekehrter Lateralisationseffekt mit höheren rechts- denn linkshemisphärischen Aktivierungswerten unter ipsilateraler Daumen-Finger Opposition.

Diese Befunde stützen die Hypothese, daß NSS mit Störungen der Aktivierung im sensomotorischen Kortex und der SMA assoziert sind. Weitere Untersuchungen bei gesunden Probanden zeigten, daß der sensomotorische Kortex auch geschwindigkeitsabhängig aktiviert wird. So untersuchten Sabatini et al. (1993) 24 rechtshändige gesunde Probanden unter einer Daumen-Fingeroppositionsaufgabe im SPECT mit ^{133}Xenon als Tracer. 12 Probanden führten die Aufgabe mit einer hohen Bewegungsgeschwindigkeit durch, während die übrigen 12 Probanden nur eine niedrige Bewegungsgeschwindigkeit erreichten. Im Gruppenvergleich war die erste Teilstichprobe durch eine signifikant erhöhte Aktivierung der sensomotorischen Kortizes charakterisiert. Vergleichbare Befunde wurden bei jeweils neun bzw. fünf gesunden Probanden in einer PET-Studie (Seitz et al., 1990) und einer fMRT-Studie (Rao et al., 1996) beschrieben. Naheliegend ist deshalb der Einwand, daβ die herabgesetzte Aktivierung der sensomotorischen Kortizes und der SMA bei den schizophren Erkrankten lediglich das Tempo, die Genauigkeit oder Motivation, die auf die Oppositionsbewegung verwandt wurden, widerspiegeln.

7.3.2 fMRT unter Kontrolle der Bewegungsleistung

In einer zweiten fMRT-Studie haben wir deshalb die Aktivierung der sensomotorischen Kortizes und der SMA unter kontinuierlicher Messung der Bewegungsleistung untersucht. Klinische Studien (Jahn, 1996; Jahn et al., 1995) zeigten, daß Bewegungsstörungen bei Schizophrenien vor allem durch eine erhöhte Variabilität der Geschwindigkeit und Beschleunigung charakterisiert sind. Andere Parameter wie Bewegungsfrequenz oder -amplitude waren dagegen nicht signifikant zwischen schizophren Erkrankten und gesunden Probanden verändert. Wir haben deshalb die von PD Dr. Th. Jahn/Universität Konstanz entwickelte Pronations/Supinationsmaschine (Jahn, 1996; Jahn et al., 1995) so eingerichtet, daß sie unter fMRT-Bedingungen einsetzbar wurde (Baudendistel et al., 1996). Die kinematischen Analysen wurden mit dem CS-Programmpaket (MedCom/München; Mai und Marquardt, 1994) durchgeführt. Mit diesem experimentellen Aufbau war eine simultane Untersuchung von Hirnaktivierung und Bewegungsleistung möglich.

12 Patienten mit schizophrenen Psychosen (DSM-III-R) und 10 gesunde Probanden wurden eingeschlossen. Das Durchschnittsalter betrug 28 ± 9 (schizophren Erkrankte) bzw. 27 ± 3 (gesunde Probanden) Jahre. Die Untersuchungen erfolgten bei 11 Patienten nach Remission der Akutsymptomatik. Je neun bzw. zwei Patienten waren auf Clozapin (mittlere Dosis: 290 mg/d) oder konventionelle Neuroleptika (Flupentixol 12 mg/d und Benperidol 16 mg/d in Kombination mit Biperiden 4 mg/d) eingestellt; ein Patient wurde unmittelbar nach Aufnahme untersucht, noch bevor eine neuroleptische Behandlung begonnen wurde. Um einen Einfluß möglicher Aufmerksamkeitsdefizite auf die Bewegungsleistung auszuschließen, haben wir dabei auf die Vorgabe der Bewegungsgeschwindigkeit, z. B. mit einem Metronom, verzichtet. Stattdessen wurden die Untersuchungsteilnehmer wie folgt instruiert:

1. Bitte bewegen Sie Ihre Hand so langsam wie möglich, aber ohne zu stocken.
2. Bewegen Sie Ihre Hand mittelschnell, aber achten Sie dabei auf eine gleichmäßige Drehbewegung.
3. Bitte bewegen Sie ihre Hand so schnell wie möglich.

Die fMRT-Technik und -Auswertung wurden von der ersten fMRT-Studie übernommen. Zur Datenanalyse wurden Varianzanalysen mit Meßwiederholung gerechnet.

Die Ergebnisse für die Bewegungsleistung sind in Tabelle 7.3.1 dargestellt: Wie zu erwarten, wurden die höchsten Bewegungsfrequenzen bei den grösseren Geschwindigkeitsstufen beobachtet (Haupteffekt "Geschwindigkeit": df = 2; F = 18,4; p<0,005). Signifikante Gruppenunterschiede bestanden nicht; bei der dritten Geschwindigkeitsstufe erreichten die Patienten sogar geringfügig höhere Frequenzwerte als die gesunden Probanden. Entsprechende Ergebnisse fanden sich für die Bewegungsamplitude; wiederum waren keine signifikanten Unterschiede zwischen schizophren Erkrankten und gesunden Probanden auszumachen. Anders die Variabilität der Geschwindigkeit: Hier zeigten die schizophren Erkrankten eine signifikant höhere Variabilität gegenüber den gesunden Probanden (Haupteffekt "Diagnose": df = 1; F = 5,8; p<0,05; Wechselwirkung "Diagnose * Geschwindigkeit": df = 2; F = 3,7; p = 0,05).

Tabelle 7.3.1: Bewegungsleistung bei schizophren Erkrankten und gesunden Probanden. Mittelwerte und Standardwabweichungen für "langsame", "mittelschnelle" und "schnelle" Pronation/Supination mit der rechten bzw. linken Hand.

	ges. Probanden			schiz. Erkrankte		
	"langsam"	"mittel-schnell"	"schnell"	"langsam"	"mittel-schnell"	"schnell"
Frequenz (Hz)	0,4 ± 0,2 0,4 ± 0,3	0,7 ± 0,5 0,6 ± 0,5	1,1 ± 0,5 1,1 ± 0,7	0,3 ± 0,2 0,3 ± 0,2	0,9 ± 0,9 0,8 ± 0,4	1,2 ± 0,8 1,4 ± 0,6
Amplitude (°)	121 ± 36 124 ± 27	130 ± 49 124 ± 31	117 ± 48 126 ± 51	98 ± 37 116 ± 35	104 ± 42 106 ± 41	107 ± 46 110 ± 37
Variabilität (%)	17,6 ±5,7 15,2 ± 1,9	13,7 ± 2,2 15,5 ± 1,8	13,5 ± 2,7 13,8 ± 2,9	16,9 ± 5,1 18,1 ± 5,3	21,8 ± 7,8 22,6 ± 13	18 ± 5,7 17,2 ± 5,0

Legende: ges. Probanden = gesunde Probanden; schiz. Erkrankte = schizophren Erkrankte; Variabilität = Variabilität der Geschwindigkeit

Die korrespondierenden Aktivierungswerte in den sensomotorischen Kortizes unter kontralateraler Pronation/Supination sind in Abbildung 7.3.2 wiedergegeben. In beiden Untersuchungsgruppen war ein signifikanter Anstieg der Aktivierungswerte mit höheren Geschwindigkeiten zu beobachten (Haupteffekt "Geschwindigkeit": df = 2; F = 15,4; p<0,005); auch die in der Abbildung nicht dokumentierten Werte unter ipsilateraler Pronation/Supination zeigten einen entsprechenden Effekt (Haupteffekt "Geschwindigkeit": df = 2; F = 5,0; p<0,05). Gegenüber den gesunden Probanden waren die schizophren Erkrankten durch eine herabgesetzte Aktivierung der sensomotorischen Kortizes unter contralateraler (Haupteffekt "Diagnose": df = 1; F = 5,7; p<0;05) wie ipsilateraler (Haupteffekt "Diagnose": df = 1; F = 4,6; p<0,05) Pronation/Supination ausgewiesen. Auch in der SMA lagen die Werte der schizophren Erkrankten unter denen der gesunden Probanden. Allerdings verfehlte dieser Befund das Signifikanzniveau (Haupteffekt "Diagnose": df = 1; F = 3,2; p = 0,09). Innerhalb der Patientengruppe zeigte der noch unbehandelte Patient die größten Aktivierungsdefizite. Die Werte der mit konventionellen Neuroleptika behandelten Patienten bewegten sich dagegen im

Abbildung 7.3.2: Aktivierung der sensomotorischen Kortizes unter kontralateraler Pronation/Supination bei schizophren Erkrankten und gesunden Probanden. Angegeben sind jeweils die Aktivierungswerte unter langsamer, mittelschneller und schneller Pronation/Supination.

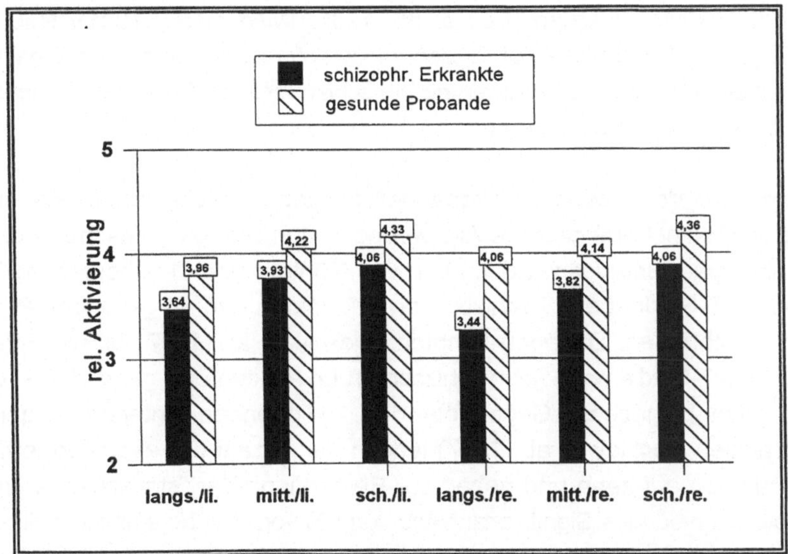

Legende: langs./li. = linker sensomotorischer Kortex unter langsamer Pronation/Supination; mitt./li. = entsprechende Werte unter mittelschneller; sch./li. = unter schneller Pronation/Supination; langs./re. = rechter sensomotorischer Kortex unter langsamer Pronation/Supination; mitt./re. = entsprechende Werte unter mittelschneller; sch./re. = unter schneller Pronation/Supination.

Gruppenmittel. Die unter kontralateraler Pronation/Supination ermittelten Aktivitätswerte lagen signifikant über den unter ipsilateraler Pronation/Supination ermittelten Werten; dieser Effekt galt für beide Untersuchungsgruppen.

7.3.3 Diskussion der fMRT-Studien

Die fMRT-Studien erbrachten zwei wesentliche Befunde: erstens, eine Abhängigkeit zwischen Bewegungsleistung und Aktivierung der sensomotorischen Kortizes und der SMA; und zweitens, eine Bestätigung der Hypothese, daß NSS mit Störungen der sensomotorischen Kortizes bei schizophrenen Psychosen assoziiert sind.

Eine Abhängigkeit zwischen Bewegungsgeschwindigkeit und Aktivierung der sensomotorischen Kortizes wurde auch in den bereits zitierten Studien von Rao et al. (1996), Sabatini et al. (1993) und Seitz et al. (1990) beschrieben. Hypothetisch könnte dem die Beobachtung entsprechen, daß der primäre auditive und visuelle Kortex in Abhängigkeit von der Wiederholung eines Signals aktiviert werden (Fox et al., 1985; Wise et al., 1991). Nach den vorliegenden Ergebnissen ist für den sensomotorischen Kortex die Geschwindigkeitsabhängigkeit der Aktivierung bei schizophrenen Psychosen zumindest nicht vollständig aufgehoben.

Gegenüber den gesunden Probanden zeigten die schizophren Erkrankten eine signifikant herabgesetzte Aktivierung in den sensomotorischen Kortizes. Vergleichbare Befunde wurden auch von Günther und Mitarbeitern (1994) in einer PET-Studie bei 13 schizophren Erkrankten und 14 gesunden Probanden beschrieben. Dagegen konnten Buckley et al. (1997) diesen Effekt in einer fMRT-Studie an je neun schizophren Erkrankten und gesunden Probanden nicht bestätigen. Gegenüber den vorliegenden Untersuchungen beschränkten Buckley et al. (1997) jedoch die Anzahl der akquirierten fMRT-Aufnahmen auf zehn und gaben zur Berechnung der "statistical parametric maps" ein niedriges Signifikanzniveau von 5% vor. Wie bereits oben diskutiert läßt sich damit durchaus die Sensitivität der fMRT erhöhen. Allerdings wird gleichzeitig auch die Spezifität der Befunde – und damit die Wahrscheinlichkeit, unter der Gruppenunterschiede erkannt werden – verringert. Zudem ließ die Arbeitsgruppe Patienten und gesunde Probanden die geforderte Daumen-Finger Opposition vor den fMRT-Untersuchungen trainieren. Nach der schon zitierten Studie von Shadmehr und Holcomb (1997), aber auch der Untersuchung von Elbert et al. (1995), kann ein solches Training zu einer verminderten Aktivierung der sensomotorischen Kortizes bei Gesunden führen. Damit wird jedoch der Nachweis eines Aktivierungsdefizites bei schizophren Erkrankten erschwert. In den genannten Studien wurde die Bewegungsleistung während der Untersuchung zwar klinisch beurteilt, nicht jedoch unmittelbar aufgezeichnet. Mögliche Einflüsse der Bewegungsleistung auf die gewonnenen Befunde waren deshalb nicht sicher auszuschließen. Ein solcher Effekt kann jedoch die spiegelbildliche Veränderung des Lateralisierungseffektes bei den schizophren Erkrankten, wie er sich in unserer ersten fMRT-Studie darstellte, kaum erklären. Tatsächlich zeigt die hier beschriebene zweite fMRT-Studie, daß die verringerte Aktivierung der sensomotorischen Kortizes bei Schizophrenien nicht mit einer herabgesetzten Bewegungsgeschwindigkeit per se, sondern mit Störungen der Feinabstimmung des Bewegungsablaufes korrespondiert.

Günther et al. (1994) beschrieben zudem eine signifikant reduzierte Aktivierung der SMA. Vergleichbare Befunde wurden von Mattay et al. (1997) und Nordhoff et al. (1996) mitgeteilt. Zwar zeigten auch in den hier vorliegenden fMRT-Untersuchungen die schizophren Erkrankten eine herabgesetzte Aktivierung der SMA, doch erreichte dieser Befund lediglich in der ersten fMRT-Studie Signifikanzniveau. In Anbetracht der kleinen Untersuchungsgruppen sind Stichprobeneffekte für die divergierenden Ergebnisse zu erwägen. Darüber hinaus gilt die Funktion der SMA als außerordentlich aufgabenabhängig (Deecke, 1996), so daß auch Unterschiede zwischen den verwandten motorischen Paradigmata zu diskutieren sind. Hier ist plausibel, daß Daumen-Fingeroppositionsaufgaben typische SMA-Funktionen wie Planung und zeitliche Strukturierung von Bewegungsfolgen (Friberg und Roland, 1988; Tanji und Shima, 1996) stärker fordern als die in der zweiten fMRT-Untersuchung eingesetzte Pronations/Supinationsaufgabe. Zusammenfassend bestätigen die referierten Befunde eine herabgesetzte Aktivierung der sensomotorischen Kortizes und der SMA unter repetitiven Bewegungen – also typischen NSS – bei Schizophrenien. Dieser Effekt kann nicht durch eine verlangsamte Bewegungsgeschwindigkeit erklärt werden und stützt – vorbehaltlich weiterer Studien in dreidimensionaler fMRT-Technik – die Hypothese, daß motorische NSS mit Störungen im sensomotorischen Kortex assoziiert sind.

8 Subsyndrome – Subtypen, Erkrankungsstadien oder psychopathologische Dimensionen?

Die bisher diskutierten Befunde bestätigen die Ausgangshypothesen der vorliegenden Arbeit: Psychopathologisch können drei Subsyndrome der chronischen Schizophrenie mit wahnhafter, asthenischer und desorganisierter Symptomatik unterschieden werden. Diese Subsyndrome gehen unterschiedliche Zusammenhänge mit klinischen und neuropsychologischen Auffälligkeiten ein und entsprechen einem insgesamt veränderten cerebralen Aktivitätsmuster. Dieses veränderte Aktivitätsmuster korrespondiert – zumindest in erster Näherung – mit den klinischen und neuropsychologischen Charakteristika der Subsyndrome.

Diese Befunde stützen die psychopathologische Unterscheidung der drei Subsyndrome, lassen jedoch die Frage nach ihrer nosologischen Stellung unbeantwortet. Grundsätzlich könnten die Subsyndrome umschriebenen Subtypen, unterschiedlichen Stadien der Erkrankung oder aber psychopathologischen Dimensionen entsprechen. Schon die referierten psychopathologischen Studien (vergl. 4.1 "Psychopathologie der Subsyndrome") machen die Annahme umschriebener Subtypen unwahrscheinlich, da bei der Mehrzahl der Patienten Symptome der verschiedenen Subsyndrome gleichzeitig auftraten. Zudem ließen umschriebene Subtypen durchgehende Unterschiede mit doppelten Dissoziationen auch hinsichtlich der neuropsychologischen und cerebralen Veränderungen erwarten. Dies war jedoch nicht für alle untersuchten Variablen der Fall.

Weitere Hinweise zur Diskussion dieser Frage lassen sich aus Familien- und Zwillingsuntersuchungen entnehmen, wie sie von Bassett et al. (1994), Kendler et al. (1988 und 1994), Scharfetter (1981) oder Torrey (1994) durchgeführt wurden.

Torrey (1994/ pp.151-158) verglich die psychopathologische Symptomatik und den Verlauf bei 13 monozygoten, für schizophrene Psychosen konkordanten Zwillingspaaren. Vier der untersuchten Paare ließen sich mit einer weithin übereinstimmenden Symptomatik einem einheitlichen Subsyndrom zuordnen. Nach Torrey wurden in anderen, vergleichbaren Untersuchungen dagegen höhere Konkordanzraten ermittelt: Beschrieb Kringlen (zitiert in Torrey, 1994) eine Homotypie bei 13 von 14 Zwillingspaaren, fanden Gottesman und Shields (zitiert in Torrey, 1994) übereinstimmende Subsyndrome bei acht von insgesamt elf untersuchten Paaren. Mit Torrey (1994) bestanden dagegen größere Übereinstimmungen zwischen den einzelnen Zwillingen für das Ersterkrankungsalter, den Schweregrad der Erkrankung und den Verlauf der schizophrenen Psychosen.

Kendler et al. (1988 und 1994) untersuchten die Konkordanzraten der psychopathologischen Symptomatik bei schizophren erkrankten Indexpatienten und ihren gleichfalls schizophren erkrankten Angehörigen. In der ersten Studie (Kendler et al., 1988) wurden die Angehörigen von 510 unter der Diagnose einer schizophrenen Psychose zwischen 1934 und 1944 behandelten Patienten ("IOWA 500") ermittelt. Ingesamt konnten 723 Angehörige untersucht werden. Zur weiteren Analyse wurden die Patienten identifiziert, bei denen ein Familienangehöriger ebenfalls an einer paranoid-halluzinatorischen, hebephrenen oder katatonen Schizophrenie erkrankt war. Je nach den verwandten diagnostischen Kriterien wurden zwischen 19 (ICD 9) und 22 (DSM-III) derartige Paare identifiziert. Die Konkordanzraten schwankten zwischen 40% unter Anlage der RDC-Kriterien bis zu 52,6% bei Verwendung der ICD 9 Kriterien; damit verfehlten die zusätzlich berechneten Kappa-Koeffizienten knapp das Signifikanzniveau. Diese Befunde konnte die Arbeitsgruppe in einer zweiten Studie (Kendler et al., 1994) bestätigen. Methodenkritisch merkt die Arbeitsgruppe an, daß beide Studien als Querschnittsuntersuchungen durchgeführt wurden und die Anzahl der für die Analyse zur Verfügung stehenden Patienten trotz der großen Ausgangskollektive relativ gering blieb. Zudem konnten Verlaufscharakteristika nicht ausreichend berücksichtigt werden. Tatsächlich fand Scharfetter (1981), der ein großes Kollektiv von 140 schizophren Erkrankten überblickte, eine deutliche Homotypie für die hebephrene, katatone und paranoide Symptomatik. Dennoch folgern Kendler et al. (1988 und 1994), daß eine familiäre Belastung zwar das Erkrankungsrisiko gegenüber schizophrenen Psychosen erhöht, ohne jedoch den "spezifischen Subtypen" der Symptomatik sicher zu determinieren.

Bassett et al. (1994) untersuchten mögliche psychopathologische Symptome bei 72 Angehörigen von fünf Familien. Bei 22 Probanden war eine schizophrene oder schizoaffektive Psychose bekannt; vier Probanden zeigten eine schizotypische Persönlichkeitsstörung, fünf eine Alkoholsucht und 17 eine depressive Erkrankung. Bei 19 Probanden war keine psychiatrische Erkrankung bekannt. Unter der Hypothese, daß eine genetische Belastung mit schizophrenen Psychosen auch unterschwellige, subklinische Symptome verursachen könnte, wurde bei allen Probanden ein psychopathologischer Status erhoben und auf der PANSS protokolliert. Die Faktorenanalyse der PANSS-Scores ergab drei Faktoren, die eine produktive schizophrene Symptomatik mit Denk- und Wahrnehmungsstörungen, Negativsymptome i. S. der Typ I/ Typ II Dichotomie sowie eine mißtrauische Haltung mit stereotypem Gedankengang wiedergaben. Unbeschadet methodischer Aspekte relativieren auch diese Ergebnisse die Annahme einer genetischen Vulnerabilität gegenüber einzelnen psychopathologischen Subtypen schizophrener Psychosen.

Alternativ könnten die Subsyndrome unterschiedliche Stadien der Erkrankung repräsentieren. Stadienmodelle schizophrener Psychosen machen zugleich die Entwicklung der psychopathologischen Symptomatik im Verlauf verständlich und sind deshalb für Forschung und Klinik von großer Bedeutung. So beschrieb Conrad (1958) vier Phasen der Wahnentwicklung: Trema, Apophänie, Apokalyptik und Terminale. Da diese Phasen jedoch nicht gesetzmäßig bei allen Patienten ablaufen (Conrad, 1958), bzw. sich ihre Abfolge durch eine adäquate Therapie beeinflussen läßt, ist ein Stadienmodell auch für die Subsyndrome zu diskutieren.

Häfner und Mitarbeiter (Häfner, 1995; Häfner und Maurer, 1991) untersuchten den Frühverlauf schizophrener Psychosen mit dem hierzu entwickelten instrument for the assessment of onset and early course of schizophrenia (IRAOS/Häfner et al., 1992) an einer repräsentativen Stichprobe von 267 erstaufgenommenen Patienten. Negativsymptome wurden von 70%, produktiv-psychotische Symptome dagegen nur von 10% der Patienten als erstes Krankheitssymptom berichtet. In der Regel persistierten Negativsymptome mehrere Jahre bis zum Auftreten der ersten produktiven Symptome. Diese Ergebnisse bestätigen die Hypothese, daß eine vorauslaufende Defizienz (Janzarik, 1968) bzw. noch uncharakteristische Basissymptome (Huber, 1966; Huber et al., 1979) der manifesten Psychose vorausgehen. Die in diesen Begriffen vorgenommene Charakterisierung der prämorbiden Verfassung unterscheidet sich jedoch hinsichtlich der Interpretation der fraglichen Veränderungen: Werden Basisstörungen einem basalen Krankheitsprozeß zugeschrieben, bezieht sich die vorauslaufende Defizienz auf Persönlichkeitsmerkmale wie "Schwächen der Vitalität, des Antriebs, der emotionalen Ausstattung, der Durchsetzungskraft und der seelischen Belastbarkeit" (Janzarik, 1983). Tatsächlich zeigten in der vorliegenden Studie alle chronisch schizophren Erkrankten Hinweise auf eine unzureichende prämorbide

Adaptation gegenüber den Patienten mit remittierenden Verläufen. Zur Entwicklung der schizophrenen Akutsymptomatik aus zunächst uncharakteristischen Basissymptomen sei hier auf die von Klosterkötter (1988) identifizierten Übergangsreihen verwiesen.

Prospektive Studien zur Untersuchung dieser Zusammenhänge im Hinblick auf cerebrale Veränderungen stehen noch aus. Tatsächlich waren jedoch in der vorliegenden PET-Studie die asthenischen Patienten durch eine ausgeprägte Hypofrontalität bei der längsten Krankheitsdauer gegenüber den anderen Patientengruppen charakterisiert. Ein vergleichbares Ergebnis wurde von Mathew et al. (1988) mitgeteilt, die im SPECT die regionale Hirndurchblutung bei 108 je schizophren Erkrankten und alters- wie geschlechtsangeglichenen gesunden Probanden untersuchten. Gegenüber den gesunden Probanden zeigten die schizophren Erkrankten eine ausgeprägte Hypofrontalität, die zudem mit der Erkrankungsdauer signifikant korreliert war. Vergleichbare Befundkonstellationen zwischen den Subsyndromen waren für andere cerebrale Veränderungen jedoch nicht abzulesen (vgl. Abb. 6.3.1). Ein frühes Ersterkrankungsalter und eine ausgeprägte Hypofrontalität können deshalb am ehesten auf eine besondere Vulnerabilität gegenüber dem asthenischen Subsyndrom verweisen, so daß in einer Querschnittsuntersuchung das asthenische Patientencluster dann durch die längste Erkrankungsdauer charakterisiert ist.

Offenbar lassen sich die Subsyndrome auf charakteristische neuropsychologische und morphologische Veränderungen beziehen, ohne daß diese Befunde in eine "typologische" Unterscheidung münden. Auch ein Stadienmodell kann die zitierten Befunde nicht durchgehend erklären. Mit Jaspers (1973/ pp. 487-490) entsprechen die Subsyndrome "Symptomenkomplexen", wie sie im gesamten Bereich der klinischen Psychopathologie zu unterscheiden wären. Ihre Definition beruhe auf unterschiedlichen Gesichtspunkten: "Sich aufdrängende objektive und subjektive Erscheinungen" leiteten zu den Bezeichnungen des Stupors, der Paranoia oder der Halluzinose; ebenso möglich sei die Definition solcher Symptomenkomplexe anhand der "Häufigkeit des Zusammenvorkommens" der jeweiligen Symptome oder des "Zusammenhanges von Symptomen". Unter die letzte Kategorie subsumiert Jaspers den "verständlichen Zusammenhang, in dem die Symptome eines Komplexes untereinander stehen" oder den "gleichen Zug, der einer im übrigen recht heterogenen Kategorie von Symptomen eignet". Für die Analyse der Symptomenkomplexe nennt Jaspers die Unterscheidung primärer und sekundärer Symptome entscheidend. Als Primärsymptome werden die elementaren Symptome, die dem unmittelbaren Verstehen noch nicht greifbar seien, aufgefaßt. Primär sei das "durch den Krankheitsvorgang direkt verursachte, sekundär die mit dem Defekt begreiflich verbundene Auswirkung in der Situation der Umwelt".

Klinisch hält Jaspers (1973) fest, daß sich im Einzelfall "die Züge mehrerer Symptomenkomplexe vereinigen" können und "klare Symptomenkomplexe" nur in "reinen oder klassischen Fällen" erkennbar seien. Eine einheitspsychotische Interpretation dieser Symptomenkomplexe lehnt Jaspers gleichwohl ab, da sie "nicht beliebig universell" seien und sich ein mehr oder weniger weiter Bereich der Krankheiten identifizieren lasse, denen sie "vorwiegend oder ganz" zugehörten. Symptomenkomplexe sind deshalb nicht als bloße psychopathologisch-deskriptive Entität zu sehen, vielmehr "muß die eigentümliche Selbstverständlichkeit, mit der gewisse Gruppierungen von Symptomen immer anerkannt werden, und die überzeugende Notwendigkeit, die diesen Gruppierungen anhaftet, noch andere Quellen" (als psychopathologische) haben. Dennoch ist eine "kausale Erklärung der Symptomenkomplexe" für Jaspers nicht erkennbar, an theoretischen Vorstellungen zählt er die "individuellen cerebralen Beschaffenheiten" (Hoche, 1912) neben der Prozeßhypothese Kraepelins (1913) auf. Nach Hoche sei anzunehmen, daß endogene Psychosen auf einer vererbten Bereitschaft beruhten, die durch eine Krankheit aktiviert werde. Kraepelin stelle die Symptomenkomplexe in eine hierarchische Ordnung: Eine Zerstörung "höherer Teile des Nervensystems" münde in eine Enthemmung unterer Stufen. Diese Annahme kritisiert Jaspers als metaphorisch, indem "ein Tatbestand der Neurologie" auf "das Seelische vergleichsweise übertragen" werde.

Die Charakterisierung der Subsyndrome der chronischen Schizophrenie, wie sie sich aus der Literatur und aus der vorliegenden Studie ergibt, entsprechen der Position Jaspers: Die Subsyndrome konstituieren keine unabhängigen Subtypen schizophrener Psychosen, sondern psychopathologische Dimensionen, die sich im individuellen Patienten überschneiden können. Dabei reflektiert das Verhältnis zwischen Subsyndromen und Negativsymptomatik i.S. der Typ I/ Typ II Dichotomie die Unterscheidung von primären und sekundären Symptomen, die nach Jaspers (1973) ein "Grundprinzip für die Analyse der Symptomenkomplexe" bildet. Entsprechende Negativsymptome wurden ebenso im Gefolge aller drei Subsyndrome beobachtet, wie sie auch durch andere Autoren bei unterschiedlichen psychiatrischen Erkrankungen beschrieben wurden. Einer Interpretation der Negativsymptomatik als sekundäres Symptom entspricht auch ihre psychometrische Operationalisierung in den gängigen Beurteilungsskalen, die sich mehr auf beobachtbares Verhalten denn klinisch explorierte Symptomatik stützt.

Jaspers nennt die Frage nach "der Zusammengehörigkeit" der Symptomenkomplexe als ein entscheidendes Kriterium zu ihrer Bewertung. Auf die Subsyndrome der chronischen Schizophrenie übertragen ist demnach zu fragen, welche Verbindungen zwischen psychopathologischer Symptomatik, neuropsychologischen Defiziten und cerebralen Veränderungen bestehen. Insbesondere wäre zu untersuchen, ob die genannten Größen tatsächlich unmittelbar auseinander hervorgehen und damit direkt konvertierbare Phänomene repräsentieren.

Diese Hypothese wird von Cohen und Servan-Schreiber (1992) vertreten, die eine veränderte "Repräsentation kontextueller Bezüge" bei schizophrenen Psychosen hypostasieren. Diese Veränderung führe zu Störungen der Aufmerksamkeit und semantischer Leistungen, die in zahlreichen empirischen Studien dokumentiert wurden. Aus tierexperimentellen Untersuchungen (Goldmann-Rakic, 1991) und Studien mit bildgebenden Verfahren bei schizophren Erkrankten (Berman et al., 1992; Weinberger et al., 1988) leiten die Autoren die Vermutung ab, daß die hypostasierte Störung der "Repräsentation kontextueller Bezüge" einer "spezifischen biologischen Störung", dem verringerten Dopamin-Effekt im frontalen Kortex entspreche. Mit computergestützten Simulationsexperimenten versuchen die Autoren dann zu zeigen, daß alle genannten Defizite durch eine solche Störung der neuromodulatorischen Dopamin-Effekte im präfrontalen Kortex erklärbar werden.

Offen ist, inwiefern verändertes Erleben, Empfinden und Verhalten – eben die psychopathologische Symptomatik schizophrener Psychosen – auf einzelne neuropsychologische Größen reduzierbar sind. Einzuwenden ist auch, daß "Kontext" nicht auf eine stabile Eigenschaft referiert, für die graduelle Veränderungen möglich wären, sondern sich in allen lebenden Systemen fortwährend aus der Interaktion zwischen innerem Zustand und Umgebung entwickelt (Bateson, 1981). Dies gilt in besonderem Maße für jede psychopathologische Symptomatik, die fast regelhaft zustands- und umgebungsabhängigen Variationen unterliegt. Wird aber eine "veränderte Repräsentation kontextueller Bezüge" wie bei Cohen und Servan-Schreiber (1992) begrifflich als Metapher für frontale Störungen verwandt, bleibt zu prüfen, ob diese Verbindung regelhaft für schizophrene Psychosen gilt. Aufmerksamkeitsstörungen bei Schizophrenien wären dann durchgehend durch frontale Veränderungen zu erklären. Die vorliegende Studie kommt zu einer gegenteiligen Aussage: Weder waren Störungen im frontalen Kortex bei allen schizophren Erkrankten in gleicher Weise nachweisbar, noch waren Aufmerksamkeitsstörungen ausschließlich auf frontale Veränderungen zu beziehen. Vielmehr konnte gezeigt werden, daß Aufmerksamkeitsstörungen bei schizophrenen Psychosen mit einem veränderten kortikalen Aktivitätsmuster korrespondieren, das zwischen den Subsyndromen der chronischen Schizophrenie signifikant variiert. Dieser Befund relativiert die Ausgangshypothese Cohens und Servan-Schreibers (1992).

Zahlreiche Autoren erkennen in neuropsychologischen Defiziten das Bindeglied zwischen psychopathologischen Symptomen und cerebralen Veränderungen bei schizophrenen Psychosen. Sofern neuropsychologische Defizite tatsächlich diese Funktion erfüllen, wären differentielle Zusammenhänge zwischen den jeweiligen neuropsychologischen Befunden und der psychopathologischen Symptomatik einerseits bzw. den cerebralen Veränderungen andererseits zu erwarten. Entsprechende Befundkonstellationen bestanden in der vorliegenden Studie für die bereits diskutierten Störungen des Arbeits- und des deklarativen Gedächtnisses. Zudem fanden auch andere Autoren (Spitzer, 1993; McKenna, 1991) die genannten Gedächtnisstörungen mit formalen bzw. inhaltlichen Denkstörungen assoziiert. Erlaubt nun die Koinzidenz einzelner psychopathologischer Symptome, neuropsychologischer Defizite und cerebralen Veränderungen die Annahme einer stetigen oder gar kausalen Beziehung zwischen den genannten Größen?

Ausführlich wird die mögliche Funktion deklarativer Gedächtnisstörungen in der Wahnentstehung von McKenna (McKenna, 1991; Mortimer und McKenna, 1994) diskutiert. Demnach sei eine Verbindung zwischen Wahnphänomenen und deklarativen Gedächtnisstörungen schon dadurch gegeben, daß die Speicherung von Wahninhalten ja Vorbedingung ihrer Erinnerung sei. Mit Maher (zitiert nach: McKenna, 1991) könnte eine Störung der Bewertung neuer Ereignisse zu einer Speicherung dann wahnhafter Erinnerungen führen. Offenbar wird hier eine zweite, konstitutive Größe neben den Gedächtnisstörungen in die Hypothese eingeführt. Mit Klosterkötter (1992) unterstellt diese Hypothese einen grundsätzlich verständlichen Ablauf der an der Wahnentstehung beteiligten psychologischen Prozesse. Damit werde Wahn als psychopathologisches Symptom zu einer – nachvollziehbaren –

Erklärung subjektiv wahrgenommener neuropsychologischer Störungen. Zur Überprüfung dieser Hypothese untersuchte Klosterkötter (1992) den Übergang von Basissymptomen in Erstrangsymptomatik, d.h. Gedankenbeeinflussungserlebnissen und Verbalhalluzinationen, bei 121 Patienten mit schizophrenen Psychosen. Wurde initial die Basissymptomatik noch von den Patienten als defizitär wahrgenommen, war dies mit Fortschreiten der psychotischen Symptomatik nicht mehr der Fall. Diese Ergebnisse zeigen, daß psychotische Symptome in statu nascendi durchaus als Störungen erlebt werden und korrespondieren damit mit der Ausgangshypothese der Studie. Mit Fortschreiten der Symptomatik geht die Fähigkeit zum "Überstieg" (Conrad, 1958) jedoch verloren; ein Phänomen, daß eindeutig den Geltungsbereich der Normalpsychologie sprengt. Zudem können die fraglichen neuropsychologischen Modelle kaum die relative Uniformität, die psychotische Symptome wie akustische Halluzinationen annehmen, aber auch die unbedingte Gewißheit, mit der sie erlebt werden, erklären (Klosterkötter, 1992).

Demnach lassen sich psychopathologische Symptome, neuropsychologische Defizite und cerebrale Veränderungen zwar immanent aufeinander beziehen, ohne jedoch unmittelbar konvertierbare Größen zu bilden. Zwar sind die in der vorliegenden Studie diskutierten cerebralen Veränderungen auch bei anderen Erkrankungen mit entsprechenden neuropsychologischen Defiziten vergesellschaft (vergl. 4.2.1 "Mnestische Störungen bei Schizophrenien"), doch führen diese Befundkonstellationen nicht regelhaft zu schizophrenieartigen psychopathologischen Bildern. Umgekehrt formuliert können damit die fraglichen cerebralen und neuropsychologischen Störungen als notwendige, aber nicht hinreichende Bedingungen für die Enstehung schizophrener Psychosen gelten. Daß darüber hinaus psychosozialen Faktoren ein erhebliches Gewicht zukommt, wird durch die im klinischen Teil der vorliegenden Studie dokumentierten Befunde auf der Strauss-Carpenter Skala unterstrichen. Zudem kann selbst ein direkter Zusammenhang zwischen starken situativen Stressoren und Veränderungen im medialen Temporallappen anhand der bereits zitierten Befunde von Bremner et al. (1995 und 1997), aber auch den tierexperimentellen Studien von Liu et al. (1997) diskutiert werden.

Die Gesamtschau der hier dokumentierten psychopathologischen, neuropsychologischen und cerebralen Befunde zeigt, daß die Subsyndrome mit charakteristischen Veränderungen korrespondieren, die jedoch nicht in eine durchgehende Typisierung münden. Wie kann nun aber das Nebeneinander charakteristischer und übergeordneter Veränderungen zwischen den Subsyndromen genauer gefaßt werden? Hier ist die Simulationsstudie Woods (1978) anzuführen, der die Auswirkungen unterschiedlicher Läsionen auf ein neuronales Netzwerk unter den Gesichtspunkten des "Masseneffektes" und der "doppelten Dissoziation" analysierte. Das von Anderson et al. (1977) entwickelte Modell besteht aus jeweils 8 Ein- und Ausgangsschaltstellen, die so untereinander vernetzt sind, daß jede kombinatorisch mögliche Verbindung zwischen zwei Schaltstellen gegeben ist. Der Literatur folgend sollen die Schaltstellen im folgenden die Bezeichnung "Neurone" finden. Nach einer Trainingsphase vermag das Netzwerk vorgegebene Ein- mit korrespondierenden Ausgangssignalen zu beantworten; seine Leistung wird damit durch die Genauigkeit und Reproduzierbarkeit dieser Zuordnung operationalisierbar. Läsionen können für einzelne Neurone, aber auch Kombinationen von bis zu sieben Ein- und Ausgangsneuronen simuliert werden, so daß insgesamt 65.024 mögliche Läsionsmuster bestehen.

Unter der Mehrzahl der Läsionsmuster beobachtete Wood (1978) entsprechend dem Masseneffekt eine Leistungsminderung, die zum Ausmaß der Läsion proportional war. Dagegen konnten einzelne Läsionen dann in charakteristische Leistungsänderungen münden, wenn ihre Aktivität für die Differenzierung zweier diskreter Eingangssignale erforderlich war. Diese Ergebnisse konnten von Sartori (1988) bestätigt werden. Demnach bildet dissoziatives Verhalten eine Ausnahmeerscheinung, die sich erst bei einzelnen Läsionen unter definierten Eingangsbedingungen konstituiert. Umgekehrt wird die Wahrscheinlichkeit, unter der ein Netzwerk ein dissoziatives Verhalten zeigt, mit der Unspezifität der geforderten Leistung und der Anzahl der beteiligten Neurone sinken.

Ein möglicher Einwand gegen dieses Modell betrifft Art und Umfang der hypostasierten neuronalen Verschaltungen: Das von Wood (1978) entwickelte Modell setzt eine Vernetzung aller Neurone voraus. Demgegenüber könnten aber auch einzelne Neurone so miteinander verschaltet sein, daß sie umschriebene, funktionell spezialisierte Systeme mit definierten Aufgaben bilden. Diese Hypothese wurde jüngst durch Wu et al. (1994) tierexperimentell bearbeitet: Anhand der Aktivität der Neurone im Abdominalganglion der Aplysia untersuchte die Arbeitsgruppe die Frage, ob die Neurone in ihrer Gesamtheit oder aber selektiv unter drei möglichen Bewegungen aktiviert werden. Die Meßergebnisse stützen eindeutig die erste Hypothese; unabhängig von der Art der Bewegung wurde eine Aktivierung der Mehrzahl der Neurone aufgezeichnet. Unterschiede waren weniger qualitativer denn quantitativer Art und betrafen die Rate, unter der die abgeleiteten Neurone feuerten.

Wie können nun diese experimentellen Befunde auf die hier diskutierten Ergebnisse übertragen werden? Schon unter formalen Gesichtspunkten betrachtet erscheint die Analogie zu den diskutierten Ergebnissen geradezu zwingend: Wie die "Neurone" im Netzwerk bilden auch diskrete Hirnareale keine unabhängigen Einheiten, sondern sind in ihrer Aktivität qua funktioneller Koppelung aneinander gebunden. Beide Systeme – Netzwerk und Zentralorgan – können Leistungsstörungen, die sich zum Ausmaß einer Läsion proportional verhalten, also Masseneffekte, ebenso wie dissoziierte Störungen, bei denen eine Leistungsminderung charakteristisch auf eine umschriebene Veränderung verweist, hervorbringen. Diese Schlußfolgerung trifft die Ergebnisse der vorliegenden Studie, die im Hinblick auf die Subsyndrome der chronischen Schizophrenie ein Nebeneinander charakteristischer und übergeordneter Veränderungen erbrachte. Waren Störungen im Langzeitbereich des deklarativen Gedächtnisses und hippokampale Aktivitätsveränderungen dem wahnhaften Subsyndrom zuzuschreiben, konnten Störungen des prozeduralen Gedächtnisses, eine ausgeprägte Hypofrontalität und links-temporale Aktivitätsveränderungen auf das asthenische Subsyndrom, NSS und Störungen des Arbeitsgedächtnisses, Erweiterungen der inneren Liquorräume und Aktivitätsveränderungen im sensomotorischen Kortex auf das desorganisierte Subsyndrom bezogen werden. Gleichzeitig blieben den Subsyndromen Störungen der Aufmerksamkeit, zum Teil auch eine Erweiterung des frontalen Interhemisphärenspaltes oder Aktivitätsveränderungen im anterioren Cingulum und medialen frontalen Kortex sowie im Corpus Callosum gemeinsam.

Damit werden die Ausgangshypothesen der vorliegenden Untersuchung bestätigt: Psychopathologisch sind drei Subsyndrome der chronischen Schizophrenie zu unterscheiden, die unterschiedliche Verbindungen zu den klinischen, neuropsychologischen und computertomographischen Charakteristika der Erkrankung eingehen. Nach den Ergebnissen der PET-Untersuchung korrespondieren die Subsyndrome mit einem insgesamt veränderten Aktivitätsmuster. Entsprechend der dritten Ausgangshypothese konnte gezeigt werden, daß das veränderte Aktivitätsmuster – zumindest in erster Näherung – mit den neuropsychologischen Charakteristika der einzelnen Subsyndrome korrespondiert. Unabhängig davon wurde der Zusammenhang zwischen

NSS und Störungen im sensomotorischen Kortex mit der fMRT bestätigt. Eine weitergehende Differenzierung der Subsyndrome ist mit den heute zur Verfügung stehenden Mitteln nicht möglich. Dies ist weniger der Unschärfe klinisch-psychopathologischer Beschreibung oder den Unzulänglichkeiten der eingesetzten Untersuchungsmethoden anzulasten, denn als Ausdruck der integrativen Organisation des Zentralorganes zu erklären. Psychopathologische Symptome oder neuropsychologische Defizite erscheinen in diesem Zusammenhang in dem Maße heterogen, wie sie eine Integration unterschiedlicher cerebraler Systeme erfordern. Inhaltlich eröffnet diese Feststellung eine neue, spannende Forschungsperspektive: Psychopathologische Symptome lassen sich mit bildgebenden Verfahren im Hinblick auf Veränderungen cerebraler Aktivierungsmuster untersuchen und – in zukünftigen Studien – im Kontext der Umgebungsbedingungen und des Verlaufes verfolgen.

Zusammenfassung

Schizophrene Psychosen bilden eine Gruppe von Erkrankungen, bei denen einer heterogenen psychopathologischen Symptomatik eine Vielzahl "biologischer" Befunde gegenübersteht. Hierzu gehören vor allem: neuropsychologische Defizite, neurologische soft signs (NSS), sowie morphologische und funktionelle cerebrale Veränderungen. Der Zusammenhang dieser Veränderungen untereinander und ihr Verhältnis zur psychopathologischen Symptomatik sind bisher nur im Ansatz bekannt; zwingend erscheint hier die Entwicklung psychopathologischer Modelle, in denen die "biologischen" Befunde auf "wirkliche Krankheitsformen" (Kraepelin, 1918) konvergieren können.

Ein entsprechendes Modell schizophrener Psychosen wurde von Andreasen (1982) und Crow (1985) entwickelt: die Typ I/Typ II Dichotomie. Typ I schizophrene Psychosen seien durch einen phasenhaften Verlauf charakterisiert; während der episodischen akutpsychotischen Exazerbationen kämen "Positivsymptome" zur Beobachtung, die gut auf eine neuroleptische Behandlung ansprächen. Typ II Schizophrenien nähmen dagegen einen chronischen, durch eine neuroleptische Behandlung kaum beeinflußbaren Verlauf mit vorherrschender "Negativsymptomatik". Unter letzterer werden vor allem Symptome wie Antriebsverarmung, psychomotorische Verlangsamung, emotionale Zurückgezogenheit, teilweise auch Aufmerksamkeitsstörungen, subsumiert. Während morphologische Veränderungen im cranialen Computertomogramm (CCT) oder der Magnetresonanztomographie (MRT) bei Typ I schizophrenen Psychosen nur ausnahmsweise zum Nachweis kämen, wären sie bei Typ II Schizophrenien regelhaft darzustellen.

Die Unterscheidung schizophrener Psychosen nach ihrer Verlaufsform selbst ist unstrittig (Saß, 1989). Negativsymptome sind jedoch für chronisch verlaufende Schizophrenien nicht derart charakteristisch wie in der Typ I/Typ II Dichotomie unterstellt. Vielmehr werden Negativsymptome auch bei anderen psychischen Erkrankungen nachgewiesen (Mundt et al., 1989). Negativsymptome i. S. der Typ I/ Typ II Dichotomie können damit als Endstrecke unterschiedlicher psychopathologischer Symptome gelten.

Tatsächlich unterscheiden neuere psychopathologische Studien (Liddle, 1987; Mundt, 1985; Schröder et al., 1992a) übereinstimmend drei Subsyndrome der chronischen Schizophrenie: Das chronisch wahnhafte Subsyndrom ist durch ein wahnhaftes und halluzinatorisches Erleben, das chronisch asthenische durch eine primär auftretende Antriebsminderung mit psychomotorischer Verarmung und emotionalem Rückzug und das desorganisierte Subsyndrom durch persistierende formale Denkstörungen mit Antriebssteigerung charakterisiert. In der vorliegenden Studie wurden diese Subsyndrome unter folgenden Ausgangshypothesen untersucht:

1. Psychopathologisch lassen sich drei Subsyndrome der chronischen Schizophrenie unterscheiden, die sich unterschiedlich zu den klinischen, neuropsychologischen und computertomographischen Charakteristika dieser Erkrankung verhalten.

2. Mit funktionellen bildgebenden Verfahren, wie der Positronen-Emissions-Tomographie (PET), können die Subsyndrome weniger auf regionale Störungen in diskreten Hirnarealen denn auf ein insgesamt verändertes Aktivitätsmuster bezogen werden.

3. Das veränderte Aktivitätsmuster korrespondiert – zumindest in erster Näherung – mit den neuropsychologischen Charakteristika der Subsyndrome.

Diese Hypothesen machten die Durchführung von vier Untersuchungen erforderlich. In zwei klinischen Studien wurden die Subsyndrome im Hinblick auf klinische, neuropsychologische und computertomographische Veränderungen untersucht; in diesen Studien wurden insgesamt 100 schizophren Erkrankte und 44 gesunde Probanden eingeschlossen. Die zweite und die dritte Hypothese zielten auf funktionelle Störungen. Hierzu wurde der regionale cerebrale Glukoseumsatz im PET mit Fluordesoxyglukose bei 79 schizophren Erkrankten und 47 gesunden Probanden unter einer Aufmerksamkeitsaufgabe aufgenommen. Diese Studie wurde am "Neuroscience Brain Imaging Center" der University of California/Irvine durchgeführt. Unabhängig davon wurde die hypostasierte Kohärenz zwischen neuropsychologischen und cerebralen Veränderungen mit der funktionellen MRT bei insgesamt 22 schizophren Erkrankten und 17 gesunden Probanden überprüft.

Beide klinischen Untersuchungen wurden als Verlaufsuntersuchungen geplant, um einen möglichen Einfluß der neuroleptischen Behandlung erfassen zu können. Der nach Remission der Akutsymptomatik vor Entlassung erhobene psychopathologische Befund wurde faktorenanalytisch auf übergeordnete

Dimensionen, also Subsyndrome, untersucht. Anhand der so identifizierten Faktoren ("wahnhaftes Erleben", "Asthenie", "Desorganisation" und "Depression") wurden die Patientenstichproben in drei Subgruppen mit chronisch wahnhafter, chronisch asthenischer, chronisch desorganisierter sowie in eine Subgruppe mit remittierter Symptomatik eingeteilt. In einem zweiten Schritt erfolgte der Vergleich dieser Subgruppen anhand der Untersuchungsvariablen: NSS, Defizite des deklarativen, prozeduralen und des Arbeitsgedächtnisses, sowie fünf der sechs CCT-Variablen unterschieden signifikant zwischen den chronischen Subgruppen. Die chronisch wahnhafte Patientengruppe war durch ausgeprägte Störungen im deklarativen Gedächtnis charakterisiert und zeigte im CCT eine prominente Erweiterung der kortikalen Sulci. Mit der asthenischen Patientengruppe teilten die wahnhaften Patienten Störungen des prozeduralen Gedächtnisses und eine Erweiterung des frontalen Interhemisphärenspaltes. Die desorganisierten Patienten waren durch die höchsten NSS-Scores bei ausgeprägten Störungen des Arbeitsgedächtnisses und einer prominenten Erweiterung der inneren Liquorräumen ausgewiesen.

Ein Einfluß möglicher Nebenwirkungen der neuroleptischen Behandlung auf diese Befunde konnte nicht bestätigt werden: NSS, aber auch Aufmerksamkeits- und Gedächtnisstörungen stabilisierten sich im klinischen Verlauf – d.h. unter neuroleptischer Behandlung – zwischen den Untersuchungen bei Aufnahme und nach Remission der Akutsymptomatik; zudem waren die NSS unabhängig von der Häufigkeit, unter der die eingesetzten Neuroleptika extrapyramidale Nebenwirkungen hervorrufen, nachweisbar. Hinweise auf einen Einfluß anderer möglicher konfundierender Variablen – namentlich Lebensalter, Erkrankungsdauer und -schwere – bestanden nicht. Mit diesen Befunden konnte die erste Hypothese als konfirmiert gelten.

Nach der zweiten Hypothese sollten die Subsyndrome funktionell einem insgesamt veränderten Aktivitätsmuster entsprechen. Nachdem Korrelationen zwischen der in unterschiedlichen Hirnarealen erhobenen Aktivität ein Maß für die "funktionelle Kopplung" der betreffenden Areale bilden (Horwitz, 1991), wurde die kortikale und die subkortikale Aktivität zunächst faktorenanalytisch auf zugrundeliegende Subdimensionen, oder Aktivitätsmuster, untersucht. Damit konnten sechs kortikale und acht subkortikale Faktoren identifiziert werden. Signifikante Unterschiede zwischen den Patientengruppen und den gesunden Probanden bestanden auf den Faktoren: "sensomotorischer Kortex", "links-temporaler Kortex", "Hypofrontalität", "anteriores Cingulum und medialer frontaler Kortex", "Hippokampus" und "Corpus Callosum". Die chronisch wahnhafte Patientengruppe war durch eine Aktivitätsminderung im Hippokampus charakterisiert und hatte mit den asthenischen Patienten eine verringerte Aktivität im anterioren Cingulum und medialen frontalen Gyrus gemeinsam. Schon in den CCT-Untersuchungen waren beide Patientengruppen durch eine Erweiterung des frontalen Interhemisphärenspaltes ausgewiesen. Die asthenischen Patienten zeigten eine ausgeprägte Hypofrontalität neben erhöhten Aktivitätswerten im links-temporalen Kortex. Bei den desorganisierten Patienten war eine Aktivitätserhöhung im sensomotorischen Kortex auffällig; darüber hinaus teilte die desorganisierte mit der asthenischen Patientengruppe eine verringerte Aktivität im Corpus callosum. Ein Einfluß möglicher neuroleptischer Vorbehandlungen auf die Befunde ist unwahrscheinlich, nachdem die Patienten wenigstens vier Wochen vor der PET-Untersuchung neuroleptikafrei geblieben waren. Die Patientengruppen unterschieden sich nicht signifikant hinsichtlich ihres Lebensalters oder des Schweregrades der Erkrankung. Demgegenüber korrelierte die Erkrankungsdauer signifikant mit der Hypofrontalität. Diese Befunde entsprechen der zweiten Ausgangshypothese; die Subsyndrome der chronischen Schizophrenie sind weniger durch regionale Störungen diskreter Hirnareale denn durch ein insgesamt verändertes Aktivitätsmuster charakterisiert.

Gegenüber dem veränderten Aktivitätsmuster wurde in der dritten Hypothese gefordert, daß es nicht nur die Subsyndrome unterscheiden, sondern auch mit den neuropsychologischen Charakteristika der Subsyndrome korrespondieren sollte. Tatsächlich werden entsprechende Zusammenhänge zwischen Störungen des deklarativen Gedächtnisses und des Hippokampus, aber auch zwischen prozeduralen Gedächtnisstörungen und Veränderungen im Bereich des anterioren Cingulums und medialen frontalen Kortex in der Literatur beschrieben. Die Kohärenz zwischen neuropsychologischen Defiziten und cerebralen Veränderungen wurde stellvertretend für den Zusammenhang zwischen NSS und Störungen im sensomotorischen Kortex mit der funktionellen MRT (fMRT) überprüft. Hierzu wurde die Aktivierung der sensomotorischen Kortizes und der supplementary motor areas (SMA) unter typischen NSS in zwei Studien zwischen schizophren Erkrankten und gesunden Probanden verglichen. Beide Studien ergaben eine signifikant reduzierte Aktivierung der sensomotorischen Kortizes unter typischen NSS bei den schizophren Erkrankten. Eine Abhängigkeit von der Bewegungsfrequenz bestand nicht; vielmehr korrespondierte die verringerte Aktivierung mit Störungen der Feinabstimmung der Bewegung.

Zusammenfassend stützt die vorliegende Studie die klinische Unterscheidung von drei Subsyndromen der chronischen Schizophrenie. Negativsymptome i.S. der Typ I/Typ II Dichotomie werden bei allen Subsyndromen gleichermaßen beobachtet und sind als psychopathologische Endstrecke allein kaum geeignet, die Heterogenität der neuropsychologischen, morphologischen und funktionellen cerebralen Veränderungen bei schizophrenen Psychosen zu erklären. Beim wahnhaften Subsyndrom werden Störungen des deklarativen Gedächtnisses sowie Erweiterungen der kortikalen Sulci und im PET eine verringerte Aktivität im Hippokampus beobachtet. Wie beim asthenischen Subsyndrom treten Störungen des prozeduralen Gedächtnisses mit einer Erweiterung des frontalen Interhemisphärenspaltes und einer Aktivitätsverringerung im Bereich des anterioren Cingulum und medialen frontalen Kortex auf. Das asthenische Subsyndrom zeigt eine ausgeprägte Hypofrontalität und – gemeinsam mit dem desorganisierten Subsyndrom – eine reduzierte Aktivität im Corpus callosum. Für das desorganisierte Subsyndrom sind NSS, Störungen des Arbeitsgedächtnisses und Störungen im sensomotorischen Kortex charakteristisch.

Die Subsyndrome der chronischen Schizophrenie entsprechen damit psychopathologischen Dimensionen, die mit charakteristischen neuropsychologischen, computertomographischen und funktionellen Veränderungen korrespondieren. Die vorliegenden Befunde lassen eine weitere Differenzierung, insbesondere die Bildung unabhängiger Subtypen schizophrener Psychosen, nicht zu. Dies ist weniger einer möglichen Unschärfe der klinisch-psychopathologischen Beschreibung oder Unzulänglichkeiten der eingesetzten Untersuchungsmethoden anzulasten, denn als Ausdruck der integrativen Organisation des Zentralorganes zu verstehen.

Literaturverzeichnis

Achtè, K. A. (1961) Der Verlauf der Schizophrenie. Keskurkirjapaino, Helsinki.

Alvarez, E., Garcia-Ribera, C., Torrens, M., Udina, C., Guillamat, R. und Casas, M. (1987) Premorbid adjustment scale as a prognostic predictor for schizophrenia. Br J Psychiatry 150: 411.

American Psychiatric Association (1987) DSM-III-R: Diagnostic and Statistical Manual of Mental Disorders (3rd ed., revised). American Psychiatric Press, Washington.

American Psychiatric Association (1980). Diagnostic and Statistical Manual of Mental Disorders (3rd ed.). American Psychiatric Press, Washington.

Anderson, J. A, Silverstein, J. W., Ritz, S. A. und Jones, R. S. (1977) Distinctive features, categorial perception, and probability learning: some applications of a neural model. Psychol Rev 84: 413-451.

Andreasen, N. C. (1983) The scale for the assessment of negative symptoms (SANS). The University of Iowa, Iowa City, Iowa.

Andreasen, N. C. (1983a) Comprehensive assessment of symptoms and history (CASH). The University of Iowa College of Medicine, Iowa City, Iowa.

Andreasen, N. C. (1984) The scale for the assessment of positive symptoms (SAPS). The University of Iowa, Iowa City, Iowa.

Andreasen, N. C. (1990) Positive and negative symptoms: historical and conceptual aspects. In: Andreasen, N. C. (ed.) Schizophrenia: positive and negative symptoms and syndromes. Mod Probl Pharmacopsychiatry. Karger, Basel.

Andreasen, N. C., Flaum, M., Swayze, V., Tyrell, G. und Arndt, S. (1990a) Positive and negative symptoms in schizophrenia. A critical reappraisal. Arch Gen Psychiatry 47: 615-621.

Andreasen, N. C., Swayze, V., Flaum, M., Alliger, E. und Cohen, G. (1990b) Ventricular abnormalities in affective disorder: clinical and demographic correlates. Am J Psychiatry 147: 893-890.

Andreasen, N. C., Rezai, K., Alliger, R., Swayze II, V.W., Flaum, M., Kirchner, P., Cohen, G. und O'Leary, D. S. (1992) Hypofrontality in neuroleptic naïve patients and in patients with chronic schizophrenia: assessment with xenon 133 single photon emission computed tomography and the tower of London. Arch Gen Psychiatry 49: 943-958.

Andreasen, N. C., Arndt, S., Alliger, R., Miller, D. und Flaum, M. (1995) Symptoms of schizophrenia: methods, meanings, and mechanisms. Arch Gen Psychiatry 52: 341-351.

Arndt, S., Alliger, R. A. und Andreasen, N. C. (1991) The distinction of positive and negative symptoms. The failure of a two-dimensional model. Br J Psychiatry 158: 317-322.

Arndt, S., Cohen, G., Alliger, R. A., Swayze II, V. W. und Andreasen, N. C. (1991) Problems with ratio and proportion measures of imaged cerebral structures. Psychiatry Res: Neuroimaging 40: 79-89.

Arndt, S., Andreasen, N. C., Flaum, M., Miller, D. und Nopoulos, P. (1995) A longitudinal study of symptom dimensions in schizophrenia. Arch Gen Psychiatry 52: 352-360.

Aschaffenburg, G. (1914) Allgemeine Symptomatologie der endogenen Psychosen. In: Aschaffenburg, G. (ed.) Handbuch der Psychiatrie (Spezieller Teil, 4. Abt., 1. Hälfte). Franz Deuticke, Leipzig und Wien.

Aubin, F., Lecrubier, Y. und Boyer, P. (1991) Principal component factor analysis of the SANS. Biol Psychiatry 29: 333S-701S.

Barnes, T. R. E. und Liddle, P. F. (1990) Evidence for the validity of negative symptoms. In: Andreasen, N. C. (ed.) Schizophrenia: positive and negative symptoms and syndromes. Karger, Basel.

Barr, A. N., Heinze, W. J., Dobben, C. D., Valvasorri, G. E. und Sugar, O.S. 1978) Bicaudate index in computerited tomography of Huntington disease and cerebral atrophy. Neurology 28: 1196-1200.

Bassett, A. S., Bury, A. und Honer, W. G. (1994) Testing Liddle's three-syndrome model in families with schizophrenia. Schizophr Res 12: 213-221.

Bates, B. (1983) A guide to physical examination and history taken (3rd rev. edn.). Lippincott, Philadelphia.

Bateson, G. (1981) Ökologie des Geistes. Suhrkamp, Frankfurt/M.

Baudendistel, K., Schad L.R., Wenz, F., Essig, M., Schröder, J., Jahn, T., Knopp, M.V. und Lorenz, W.J. (1996) Monitoring of task performance during functional magnetic resonance imaging of sensorimotor cortex at 1.5 Tesla. Magn Reson Imaging 14: 51-58.

Baudendistel, K., Schad, L.R., Friedlinger, M., Wenz, F., Schröder, J. und Lorenz, W.J. (1995) Postprocessing of functional MRI data of motor cortex stimulation with a standard 1.5 T imager. Magn Reson Imaging 13: 701-707.

Becker, T., Elmer, K., Mechela, B., Schneider, F., Taubert, S., Schroth, G., Grodd, W., Bartels, M. und Beckmann, H. (1990) MRI findings in medial temporal lobe structures in schizophrenia. Eur J Neuropsychopharmacology 1: 83-86.

Benes, F. M., McSparren, J., Bird, E., SanGiovianni, J. P. und Vincent, S. L. (1991) Deficits in small interneurons in prefrontal and cingulate cortices of schizophrenic and schizoaffective patients. Arch Gen Psychiatry 48: 996-1001.

Benson, D. F. und Stuss, D.T. (1990) Frontal lobe influences on delusions: a clinical perspective. Schizophr Bull 16: 403-411.

Benton, B. (1981) Der Benton-Test. Handbuch. Huber, Bern.

Berman, K. F., Torrey, E. F., Daniel, D. G. und Weinberger, D. W. (1992) Regional cerebral blood flow in monozygotic twins discordant and concordant for schizophrenia. Arch Gen Psychiatry 49: 927-934.

Bernstein, I. H. (1988) Applied multivariate analysis. Springer, New York Berlin Heidelberg London Paris Tokyo.

Berrios, G. E. (1985) Positive and negative symptoms and Jackson. Arch Gen Psychiatry 42: 95-97.

Berze, J. (1914) Die primäre Insuffizienz der psychischen Aktivität. Ihr Wesen, ihre Erscheinungen und ihre Bedeutung als Grundstörung der Dementia praecox und der Hypophrenien überhaupt. Franz Deuticke, Leipzig und Wien.

Bilder, R. M., Mukherjee, S., Rieder, R. O. und Pandurangi, A. K. (1985) Symptomatic and neuropsychological components of defect states. Schizophr Bull 11: 409-419.

Binkert, M., Reitz, C., Jauss, M., Richter, P., Sauer, H. und Schröder, J. (1991) Neurological soft signs and neuropsychological performance in schizophrenia. Biol Psychiatry 30: 475.

Bleuler, E. (1911) Dementia praecox oder die Gruppe der Schizophrenien. In: Aschaffenburg, G. (Hg.) Handbuch der Psychiatrie (Spezieller Teil, 4. Abt., 1. Hälfte). Franz Deuticke, Leipzig und Wien.

Bogerts, B. (1993) Recent advances in the neuropathology of schizophrenia. Schizophr Bull 19: 431-445.

Bogerts, B., Ashtari, M., Degreef, G., Alvir, J. M. J., Bilder, R. M. und Liebermann, J. A. (1990) Reduced temporal limbic structure volumes on magnetic resonance images in first-episode schizophrenia. Psychiatry Res: Neuroimaging 35: 1-13.

Bogerts, B., Falkai, P., Klieser, E., Ashtari, M. und Liebermann, J. (1991) Prädiktion der frühen Therapieresponse Schizophrener durch CT oder MRT? 17. AGNP (Arbeitsgemeinschaft für Neuropsychopharmakologie und Pharmakopsychiatrie)-Symposium, Nürnberg, 2.-5. Oktober 1991.

Breier, A., Buchanan, R. W., Elkashef, A., Munson, R. C., Kirkpatrick, B. und Gellad, F. (1992) Brain morphology and schizophrenia. Arch Gen Psychiatry 49: 921-926.

Bremner, J. D., Randall, P., Scott, T. M., Bronen, R. A., Seibyl, J. P., Southwick, S. M., Delaney, R. C., McCarthy, G., Charney, D. S. und Innis, R. B. (1995) MRI-based measurement of hippocampal volume in patients with combat-related posttraumatic stress disorder. Am J Psychiatry 152: 973-981.

Bremner, J. D., Randall, P., Vermetten, E., Staib, L., Bronen, R. A., Mazure, C., Capelli, S., McCarthy, G., Innis, R. B. und Charney, D. S. (1997) Magnetic resonace imaging-based measurement of hippocampal volume in posttraumatic stress disorder related to childhood physical and sexual abuse - a preliminary report. Biol Psychiatry 41: 23-32.

Brickenkamp, R. (1981) Aufmerksamkeits-Belastungs-Test. Hogrefe, Göttingen.

Brown, K. W. und White, T. (1992) Syndromes of chronic schizophrenia and some clinical correlates. Br J Psychiatry 161: 317-322.

Buchsbaum, M. S. (1990) The frontal lobes, basal ganglia and temporal lobes as sites for schizophrenia. Schizophr Bull 16: 379- 389.

Buchsbaum, M. S. (1992) Commentary on "The current status of PET scanning with respect to schizophrenia". Neuropsychopharmacology 7: 67-68.

Buchsbaum, M. S. und Rieder, R. O. (1979) Biologic heterogeneity and psychiatric research. Platelet MAO activity as a case study. Arch Gen Psychiatry 36: 1163-1169.

Buchsbaum, M.S., Holcomb, H.H., DeLisi, L.E., Cappelletti, J., King, A.C., Johnson, J., Hazlett, E., Post, R.M., Morihisa, J., Carpenter, W., Cohen, R., Pickar, D. und Kessler, R. (1984) Anteroposterior gradient in glucose use in schizophrenia and affective disorders. Arch Gen Psychiatry 41: 1159-1166.

Buchsbaum, M.S., Gillin, J.C., Wu, J., Hazlett, E., Sicotte, N. und DuPont, R.M. (1989) Regional cerebral glucose metabolic rate in human sleep assessed by positron emission tomography. Life Scien 45: 1349-1356.

Buchsbaum, M.S., Potkin, S. G., Siegel jr, B. V., Lohr, J., Katz, M., Gottschalk, L. A., Gulasekaram, B., Marshall, J., F., Lottenberg, S., Teng, C. Y., Abel, L., Plon, L. und Bunney jr, W. E. (1992) Striatal metabolic rate and clinical response to neuroleptics in schizophrenia. Arch Gen Psychiatry 49: 966-974.

Buckley, P. F., Friedman, L., Wu, D., Lai, S., Meltzer, H.Y., Haacke, E.M., Miller, D. und Lewin, J. S. (1997) Functional magnetic resonance imaging in schizophrenia: initial methodology and evaluation of motor cortex. Psychiatry Res: Neuroimaging 74: 13-24.

Busatto, G. F., Pilowski, L. S., Costa, D. C., Ell, P. J., Davis, A. S., Lucey, J. V. und Robert, R. W. (1997) Reduced in vivo benzodiazepine receptor binding correlates with severity of psychotic symptoms in schizophrenia. Am J Psychiatry 154: 56-63.

Cannon, T., Mednick, S., Parnas, J., Schulsinger, F., Praestholm, J. und Vestergaard, A. (1989) Developmental brain abnormalities in the offspring of schizophrenic mothers. I. Contributions of genetic and perinatal factors. Arch Gen Psychiatry 50: 551-564.

Cannon-Spoor, H. E. Potkin, S. G. und Wyatt, R. J. (1982) Measurement of premorbid adjustment in chronic schizophrenia. Schizophr Bull 8: 470-483.

Cantor-Graae, E., Warkentin, S., Franzen, G., Risberg J. und Ingvar, D. H. (1991) Aspects of stability of regional cerebral blood flow in chronic schizophrenia: an 18-year follow up study. Psychiatry Res: Neuroimaging 40: 253-266.

Carpenter jr, W. T., Heinrichs, D. W. und Alphs, L. D. (1985) Treatment of negative symptoms. Schizophr Bull 11: 440-452.

Christodoulou, G. N. (1993) The delusional misidentification syndrom. Br J Psychiatry 159: 65-69.

Chua, S. E., Wright, I. C., Poline, J. B., Liddle, P. F., Murray, R. M., Frackowiak, R. S. J., Friston, K. J. und McGuire, P. K. (1997) Grey matter correlates of syndromes in schizophrenia. Br J Psychiatry 170: 406-410.

Churchland, P. S. und Sejnowski, T. J. (1992) The computational brain. MIT press, Cambridge London.

Ciompi, L. und Müller, C. (1976) Lebensweg und Alter der Schizophrenien: eine katamnestische Langzeitsstudie bis ins Senium. Springer, Berlin Heidelberg New York.

Cohen, J. D. und Servan-Schreiber, D. (1992) Context, cortex, and dopamine: a connectionist approach to behavior and biology in schizophrenia. Psychol Rev 99: 45-77.

Cohen, N. J. und Squire, L. R. (1980) Preserved learning and retention of pattern-analyzing skill in amnesia: dissociation of knowing how and knowing that. Science 210: 207-209.

Cohen, N. J. Eichenbaum, H., Deacedo, B. C. und Corkin, S. (1985) Different memory systems underlying acquisition of procedural and declarative knowledge. Ann New York Acad Science 444: 54-71.

Colebatch, J. G., Deiber, M.-P., Passingham, R. E., Friston, K. J. und Frackowiak, R. S. J. (1991) Regional cerebral blood flow during voluntary arm and hand movements in human subjects. J Neurophysiology 65: 1392-1401.

Conrad, K. (1953) Über einen Fall von Minutengedächtnis. Arch Psychiat Neurol 190: 471-502.

Conrad, K. (1958) Die beginnende Schizophrenie. Versuch einer Gestaltanalyse des Wahns. Thieme, Stuttgart.

Cornblatt, B. A., Risch, N. J., Faris, G., Friedman, D. und Erlenmeyer-Kimling, L. (1988) The Continuous Performance Test, Identical Pairs Version (CPT-IP): new findings about sustained attention in normal families. Psychiatry Res 26: 223-238.

Cornblatt, B. A., Lenzenweger, M. F. und Erlenmeyer-Kimling, L. (1989) The Continuous Performance Test, Identical Pairs Version (CPT-IP): II. Contrasting attentional profiles in schizophrenic and depressed patients. Psychiatry Res 29: 65-86.

Christodoulou, G. N. (1991) The delusional misidentification syndrome. Br J Psychiatry 159: 65-69

Crawford, J. R., Obonsawin, M. C. und Bremner, M. (1993) Frontal lobe impairment in schizophrenia: relationship to intellectual functioning. Psychol Medicine 23: 787-790.

Crow, T.J. (1980) Molecular pathology of schizophrenia: More than one disease process? BMJ 280: 66-68.

Crow, T. J. (1985) The two-syndrome concept: origins and current status. Schizophr Bull 11: 471-485.

Cutting, J (1991) Delusional misidentification and the role of the right hemisphere in the appreciation of identity. Br J Psychiatry 159: 70-75

David, A. S., Woodruff, P. W., Howard, R., Mellers, J. D., Brammer, M., Bullmor, E., Wright, I., Andrew, C. und Williams, S. C. (1996) Auditory hallucinations inhibit exogenous activation of auditory association cortex. NeuroReport 7: 932-936

Deecke, L. (1996) Planning, preparation, execution, and imagery of volitional action. Cog Brain Res 3: 59-64.

DeGreef, G., Bogerts, B., Falkai, P., Greve, B., Lantos, G., Ashtari, M. und Liebermann, J. (1992) Increased prevalence of the cavum septum pellucidum in magnetic resonance scans and postmortem brains of schizophrenic patients. Psychiatry Res: Neuroimaging 45: 1-13.

DeLisi, L. E., Buchsbaum, M. S., Holcomb, H.H., Langston, K. C., King, C., Kessler, R., Pickar, D., Carpenter, W. T., Morihisa, J. M., Margolin, R. und Weinberger, D. R. (1989) Increased temporal lobe glucose use in chronic schizophrenic patients. Biol Psychiatry 25: 835-851.

DeLisi, L. E., Hof, A. L., Kushner, M. und Degreef, G. (1993) Increased prevalence of cavum septum pellucidum in schizophrenia. Psychiatry Res: Neuroimaging 50: 193-199.

DeLisi, L. E., Sakuma, M., Tew, W., Kushner, M., Hof, A. und Grimson, R. (1997) Schizophrenia as a chronic brain process: a study of progressive brain structural change subsequent to the onset of schizophrenia. Psychiatry Res: Neuroimaging 75: 129-140.

Dudai, Y. (1989) The neurobiology of memory. Concepts, findings, trends. Oxford University Press, Oxford New York Toronto Delhi Bombay Calcutta Madras Karachi Petaling Jaya Singapore Hong Kong Tokyo Nairobi Dar es Salaam Cape Town Melbourne Auckland.

Duus, P. (1983) Neurologisch-topologische Diagnostik. Thieme, Stuttgart New York.

Early, T. S., Reiman, E. M., Raichle, M. E. und Spitznagel, E. L. (1987) Left globus pallidus abnormality in never-medicated patients with schizophrenia. Proc Natl Acad Sci 84: 561-563.

Ebert, D., Feistel, H., Barocka, A., Kaschka, W. und Mokrusch, T. (1993) A test-retest study of cerebral blood flow during somatosensory stimulation in depressed patients with schizophrenia and major depression. Eur Arch Psychiatry Clin Neurosci 242: 250-254.

Elbert, T., Pantev, C., Wienbruch, C., Rockstroh, B. und Taub, E. (1995) Increased cortical representation of the fingers of the left hand in string players. Science 270: 305-307.

Endicott, J. und Spitzer, R.L. (1978) A diagnostic Interview: The Schedule for Affective Disorders and Schizophrenia. Arch Gen Psychiatry 35: 837-844.

Erzigkeit, H. (1986) Manual zum SKT, Formen A-E. 2. neu bearbeitete Auflage. Vless Verlagsgesellschaft: Darmstadt.

Falkai, P. und Bogerts, B. (1986) Cell loss in the hippocampus of schizophrenics Europ Arch Psychiatry Neurol 236: 154-161.

Feighner, J. P., Robins, E., Guze, S., Woodruff, R. A., Winokur, G. und Munoz, R. (1972) Diagnostic criteria for use in psychiatric research. Arch Gen Psychiatry 26: 57-65.

Flaum, M., Swayze, V. W., O'Leary, D. S., Tuh, W., Ehrhardt, J. C., Arndt, S. und Andreasen, N. C. (1995) Effects of diagnosis, laterality, and gender on brain morphology on schizophrenia. Am J Psychiatry 152: 704-714.

Flor-Henry P. (1976) Lateralized temporal-limbic dysfunction and psychopathology. Ann NY Acad Sci 280: 777.

Fox, P. T. und Raichle, M. E. (1986) Focal physiological uncoupling of cerebral blood flow and oxidative metabolism during somatosensory stimulation in human subjects. Proc Natl Acad Sci 83: 1140-1143.

Fox, P. T., Raichle, M. E. und Burde, R. M. (1985) The role of cerebral cortex in the generation of voluntary saccades: a positron emission tomography study. J Neurophysiol 54: 348-369.

Fox, P. T., Mintun, M. A., Raichle, M. E. und Herscovitch, P. (1985) A noninvasive approach to quantitative functional brain mapping with $H_2{}^{15}O$ and positron emission tomography. J Cereb Blood Flow Metab 4: 329-337.

Franz, U., Hubmann, W., Mohr, F., Bender, W., Cohen, R., Fratz, S. und Wahlheim, Ch. (1997) CCT-Befunde bei schizophrenen Patienten – Psychopathologische und lokalisatorische unspezifische, neurologische Korrelate. In: U. H. Peters, M. Schifferdecker, A. Krahl (eds.) 150 Jahre Psychiatrie. Martini, Köln.

Friberg, L. und Roland, P. E. (1988) Functional activation and inhibition of regional cerebral blood flow and metabolism. In: Olesen, J. und Edvinsson L. (eds.) Basic mechanisms of headache. Elsevier, Amsterdam London New York Tokyo.

Friston, K. J., Frith, C. D., Liddle, P. F. und Frackowiak, R. S. J. (1991) Comparing functional (PET) images: the assessment of significant change. J Cereb Blood Flow Metab 11: 690-699.

Friston, K. J., Liddle, P. F., Frith, C. D., Hirsch, S. R. und Frackowiak, R. S. J. (1992) The left medial temporal region and schizophrenia. Brain 115: 367-382.

Frith, C. D., Friston, K., Liddle, P. F. und Frackowiak, R. S. J. (1991). Willed action and the prefrontal cortex in man: a study with PET. Proc R Soc Lond B 244: 241.

Gabrieli, J., Brewer, J. B., Desmond, J. E. und Glover, G. H. (1997) Separate neural bases of two fundamental memory processes in the human medial temporal lobe. Science 276: 264-266.

Geider, F. J., Rogge, K.-E. und Schaaf, H. P. (1982) Einstieg in die Faktorenanalyse. Quelle und Meyer, Heidelberg.

Geider, F. J. (1995) Basiskarte: Ergebnisse. In: K. E. Rogge (Hg.) Methodenatlas. Springer, Heidelberg Berlin New York Tokyo.

Goldberg, T. E. und Weinberger, D. R. (1988) Probing prefrontal function in schizophrenia with neuropsychological paradigns. Schizophr Bull 14: 179-183.

Goldberg, T. E., Kelsoe, J. R., Weinberger, D. R., Pliskin, N. H., Kirwin, P. D. und Berman, K. F. (1988) Performance of schizophrenic patients on putative neuropsychological tests of frontal lobe function. Int J Neuroscience 42: 51-58.

Goldberg, T. E., Torrey, E. S., Gold, J. M., Ragland, J. E., Bigelow, L. C. und Weinberger, D. R. (1993) Learning and memory in monozygotic discordant for schizophrenia. Psychol Med 23: 71-85.

Goldmann-Rakic P. S. (1991) Prefrontal dysfunction in schizophrenia: The relevance of working memory. In: Caroll B. J. und Barett J. E. (eds.) Psychopathology and the brain. Raven Press, New York.

Grafton, S. T. (1995) Mapping memory systems in the human brain. Neurosciences 7: 157-163.

Granholm, E., Bartzokis, G., Asarnow, R. F. und Marder, S. R. (1993) Preliminary associations between motor procedural learning, basal ganglia T2 relaxation times, and tardive dyskinesia in schizophrenia. Psychiatry Res: Neuroimaging 50: 33-44.

Gregor, A. und Hänsel, R. (1908) Beiträge zur Kenntnis der Störungen äusserer Willenshandlungen. Monatszeitschrift für Psychiatrie 23: 1-17.

Günther, W., Petsch, R., Steinberg, R., Moser, E., Streck, P., Heller, H., Kurtz, G. und Hippius, H. (1991) Brain dysfunction during motor activation and corpus callosum alterations in schizophrenia measured by cerebral blood flow and magnetic resonance imaging. Biol Psychiatry 29: 535-555.

Günther, W., Brodie, J. D., Bartlett, E. L., Dewey, S. L., Henn, F. A., Volkow, N. D., Alper, K., Wolkin, A., Cancro, R. und Wolf, A. P. (1994) Diminished cerebral metabolic response to motor stimulation in schizophrenics: a PET study. Eur Arch Psychiatry Clin Neurosci 244: 115-125.

Gupta, S., Andreasen, N. C., Arndt, St., Flaum, M., Hubbard, W. C. und Ziebell, St. (1997) The Iowa longitudinal study of recent onset psychosis: one-year follow-up of first episode patients. Schizophr Res 23: 1-13.

Gur, R., E., Mozley, D., Shtasel, D. L., Cannon, T., Gallacher, F., Turetsky, B., Grossman, R. und Gur, R. C. (1994) Clinical subtypes of schizophrenia: differences in brain and CSF volume. Am J Psychiatry 151: 343-350.

Häfner, H. (1995) Was ist Schizophrenie? In: H. Häfner (ed.) Was ist Schizophrenie? Gustav Fischer, Stuttgart Jena New York.

Häfner, H. und Maurer, K. (1991) Are there two types of schizophrenia? True onset and sequence of positive and negative syndromes prior to first admission. In: Marneros, A., Andreasen, N.C., Tsuang, M. T. (eds.) Negative versus positive schizophrenia. Springer, New York Berlin Heidelberg London Paris Tokyo.

Häfner, H., Riecher-Rössler, A., Hambrecht, M., Maurer, K., Meissner, S., Schmidtke, A., Fetzenheuer, B., Löffler, W. und van der Heiden, W. (1992) An instrument for the assessment of onset and early course of schizophrenia. Schizophr Res 6: 209-223.

Harris, G. J., Links, J. M., Pearlson, G. D. und Camargo, E. E. (1991) Cortical circumferential profile of SPECT cerebral perfusion in Alzheimer's disease. Psychiatry Res: Neuroimaging 40: 167-180.

Haug, J. O. (1962) Pneuenzephalographic studies of mental disease. Acta psychiat scand 165 (suppl): 11-14.

Heckers, S., Heinsen, H., Geiger, B. und Beckmann, H. (1991) Hippocampal neuron number in schizophrenia. A stereological study. Arch Gen Psychiatry 48: 1002-1008.

Heinrichs, D.W. und Buchanan, R.W. (1988) Significance and meaning of neurological signs in schizophrenia. Am J Psychiatry 145: 11-18.

Hermle, L., Becker, F. W., Egan, P. J., Kolb, G., Wesiack, B. und Spitzer, M. (1997) Metachromatische Leukodystrophie mit dem klinischen Erscheinungsbild einer schizophrenieähnlichen Psychose. Nervenarzt 68: 754-758.

Hitzig, J. Ed. und Fritsch, G. (1874) Über die elektrische Erregbarkeit des Großhirnes. In: Hitzig, J. Ed. (Hg.) Untersuchungen über das Gehirn (1. Auflage). Verlag von August Hirschwald, Berlin.

Hoche, A. E. (1912) Die Bedeutung der Symptomenkomplexe in der Psychiatrie. Z gesamte Neurol Psychiatrie 12: 540-551.

Hornstein, C., Richter, P., Mortimer, A., Will, A., Beuth, A., Müller-Wulff, I. und Sauer, H (im Druck) Dimensionen der Schizophrenie im Alter – Korrelationen mit kognitiven und motorischen Auffälligkeiten. Nervenarzt.

Horwitz, B. (1990) Stimulating functional interactions in the brain: a model for examining correlations between regional cerebral metabolic rates. Int Biomed Comput 26: 149-170.

Horwitz, B. (1991) Functional interactions in the brain: use of correlations between regional metabolic rates. J Cereb Blood Flow Metab 11: A114-A120.

Horwitz, B., Duara, R. und Rapoport, S. I. (1986) Age differences and intercorrelations between regional cerebral metabolic rates for glucose. Ann Neurol 19: 60-67.

Horwitz, B., Grady C. L., Schlageter, N. L., Duara, R. und Rapoport, S. I. (1987) Intercorrelations of regional cerebral glucose metabolic rates in Alzheimer's disease. Brain Res 407: 294-306

Huang, S. C., Phelps, M. E., Hoffman, E. J., Sideris, K., Selin, C. J. und Kuhl, D. E. (1980) Nonivasive determination of local cerebral metabolic rate of glucose in man. Am J Physiol 238: E69-E82.

Huber, G. (1957) Pneuencephalographische und psychopathologische Bilder bei endogenen Psychosen. Springer, Berlin Göttingen Heidelberg.

Huber, G. (1966) Reine Defektsyndrome und Basisstadien endogener Psychosen. Fortschr Neurol Psychiat 34: 409-426.

Huber, G., Gross, G. und Schüttler, R. (1979) Schizophrenie. Verlaufs- und sozialpsychiatrische Langzeituntersuchungen an den 1945-1959 in Bonn hospitalisierten schizophrenen Kranken. Springer, Berlin Heidelberg New York.

Hunter, W. S. (1930) A consideration of Lashley's theory of the equipotentiality of cerebral action. J Gen Psychol 3: 455-468.

Ingvar, D.H. und Franzen, G. (1974) Abnormalities of cerebral blood flow distribution in patients with chronic schizophrenia. Acta Psychiatr Scand 50: 425-462.

Jablensky, A. und Sartorius, N. (1988) Is schizophrenia universal? Acta Psychiatr Scand (Suppl) 344: 65-70.

Jacobi, W. und Winkler, H. (1927) Encephalographische Studien an chronisch Schizophrenen. Arch Psychiatr Nervenkrankheiten 81: 299-332.

Jahn, T. (1996) Diskrete motorische Störungen bei Schizophrenie. Klinische Befunde - Theoretische Konzepte - Kinematische Analysen. Habilitationsschrift, Universität Konstanz.

Jahn, T., Cohen, R., Mai, N., Ehrensperger, M., Marquardt, C., Nitsche, N. und Schrader, S. (1995) Untersuchung der fein- und grobmotorischen Dysdiadochokinese schizophrener Patienten: Methodenentwicklung und erste Ergebnisse einer computergestützten Mikroanalyse. Z Klin Psychologie 24: 300-315.

Jahn, T., Schröder, J., Hubmann, W., Mohr, F., Schlenker, R., Heidenreich, Th., Köhler, I., Karr, M., Niethammer, R. und Cohen, R. Clinical correlates, extrapyramidal side effects course of neurological soft signs in schizophrenia. Z. Veröffent. eingereicht.

Janzarik, W. (1959) Dynamische Grundkonstellationen in endogenen Psychosen. Springer, Berlin.

Janzarik, W. (1968) Schizophrene Verläufe: eine strukturdynamische Interpretation. Springer, Berlin Heidelberg New York.

Janzarik, W. (1983) Basisstörungen. Eine Revision mit strukturdynamischen Mitteln. Nervenarzt 54: 122-130.

Janzarik, W. (1986) Geschichte und Problematik des Schizophreniebegriffes. Nervenarzt 57: 681-685.

Janzarik, W. (1988) Strukturdynamische Grundlagen der Psychiatrie. Enke, Stuttgart.

Jaspers, K. (1973) Allgemeine Psychopathologie (9. unveränderte Auflage). Springer, Berlin Heidelberg New York.

Jenkins, H. M. und Merzenich, M. M. (1987) Reorganization of neocortical representations after brain injury: a neuropsychological model of the bases of recovery from stroke. Prog Brain Res 71: 249-266.

Johnstone, E. C., Crow, T. J., Frith, C. D., Husband, J. und Kreel, L. (1976) Cerebral ventricular size and cognitive impairment in chronic schizophrenia. Lancet ii: 924-926.

Johnstone, E. C., Crow, T. J., Frith, C. D., Carney, M. W. P. und Price, J. S. (1978) Mechanism of the antipsychotic effect in the treatment of acute schizophrenia. Lancet i: 848-851.

Kaplan, R. D., Szechtman, H., Franco, S., Szechtman, B., Nahmias, C., Garnett, E. S., List, S. und Cleghorn, J. M. (1993) Three clinical syndromes of schizophrenia in untreated subjects: relation to brain glucose activity measured by positron emission tomography (PET). Schizophr Res 11: 47-54.

Kapur, S., Tulving, E., Cabeza, R., McIntosh, A. R., Houle, S. und Craik, F. I. M. (1996) The neural correlates of intentional learning of verbal memories: a PET study in humans. Cog Brain Res 4: 243249.

Kay, S. R. (1990) Significance of the positive-negative distinction in schizophrenia. Schizophr Bull 16: 635-651.

Kay, S. R. und Sevy, S. (1990) Pyramidal model of schizophrenia. Schizophr Bull 16: 537-545.

Kay, S. R., Fiszbein, A. und Opler, L. A. (1987) The positive and negative syndrome scale (PANSS) for schizophrenia. Schizophr Bull 13: 261-276.

Kemali, D., May, M., Galderisi, S., Milici, N. und Salvati, A. (1989) Ventricle-to-brain ratio in schizophrenia: a controlled follow-up study. Biol Psychiatry 26: 753-756.

Kendler, K. S., Gruenberg, A. M. und Tsuang, M. T. (1988) A family study of the subtypes of schizophrenia. Am J Psychiatry 145: 57-62.

Kendler, K. S., McGuire, M, Gruenberg, A. M. und Walsh, D. (1994) Outcome and family study of the subtypes of schizophrenia in the West of Ireland. Am J Psychiatry 151: 849-856.

Kern, R. S., Green, M. F. und Wallace, C. J. (1997) Declarative and procedural learning in schizophrenia: a test of the integrity of divergent memory systems. Cog Neuropsychiatry 2: 39-50.

Kim, S.-G., Ashe, J., Hendrich, K., Ellermann, J.M., Merkle, H., Ugurbill, K. und Georgopoulos, A. P. (1993) Functional magnetic resonance imaging of motor cortex: hemispheric asymmetry and handedness. Science 261: 615-618.

King, D. J., Wilson, A., Cooper, S. J. und Waddington, J. L. (1991) The clinical correlates of neurological soft signs in chronic schizophrenia. Br J Psychiatry 158: 770-775.

Klosterkötter, J. (1988) Basissymptome und Endphänomene der Schizophrenie: eine empirische Untersuchung der psychopathologischen Übergangsreihen zwischen defizitären und produktiven Schizophreniesymptomen. Springer, Berlin Heidelberg New York London Paris Tokyo.

Klosterkötter, J. (1992) Wie entsteht das schizophrene Kernsyndrom? Ergebnisse der Bonner Übergangsreihenstudie und angloamerikanische Modellvorstellungen – ein Vergleich. Nervenarzt 63: 675-682.

Kolakowska, T., Williams, A. O., Ardern, M., Reveley, M. A., Jambor, K., Gelder, M. G. und Mandelbrote, B. M. (1985) Schizophrenia with good and poor outcome. I: Early clinical features, response to neuroleptics and signs of organic dysfunction. Br J Psychiatry 146: 229-246.

Kopelman, M. D. (1986) Clinical tests of memory. Br J Psychiatry 148: 517-525.

Kraepelin, E. (1913) Psychiatrie. Ein Lehrbuch für Studierende und Ärzte, (Bd. III, Teil 2. 8. Aufl.) Johann Ambrosius Barth, Leipzig.

Kraepelin, E. (1918) Hundert Jahre Psychiatrie. Ein Beitrag zur menschlichen Gesittung. Z Neur 38: 161-275.

Krawiecka, M., Goldberg, D. und Vaughan, M. (1977) A standardised psychiatric assessment scale for rating chronic psychotic patients. Acta Psychiatr Scand 55: 299-308.

Kraus, A. (1974) Störungen der Wahrnehmung und des Leiberlebens beim Parkinsonismus. Klinischer Beitrag zur Theorie der Einheit von Wahrnehmen und Bewegen. Nervenarzt 45: 639-646.

Kröber, H.-L., Scheurer, H. und Richter, P. (1993) Ätiologie und Prognose von Gewaltdelinquenz. Empirische Ergebnisse einer Verlaufsuntersuchung. S. Roderer, Regensburg.

Kröber, H.-L., Scheurer, H. und Saß, H. (1994) Cerebrale Dysfunktion, neurologische Symptome und Rückfalldelinquenz - I. Literaturübersicht. Fortschr Neurol Psychiat 62: 169-178.

Kulhara, P. und Chandiramani, K. (1990) Positive and negative subtypes of schizophrenia. A follow-up study from India. Schizophr Res 3: 107-116.

Kulhara, P., Kota, S. K. und Joseph, S. (1986) Positive and negative subtypes of schizophrenia. A study from India. Acta Psychiatr Scand 74: 353-359.

Lashley, K. S. (1929) Brain mechanisms and intelligence. A quantitative study of the injuries to the brain. The University of Chicago press, Chicago.

Leenders, K. L., Perani, D., Lammertsma, A. A., Heather, J. D., Buckingham, P., Healy, M. J. R., Gibbs, J. M., Wise, R. J. S., Hatazawa, J., Herold, S., Beaney, R. P., Brooks, D. J., Spinks, T., Rhodes, C., Frackowiak, R. S. J. und Jones, T. (1990) Cerebral blood flow, blood volume and oxygen utilization. Brain 113: 27-47.

Liddle, P. F. (1987a) The symptoms of chronic schizophrenia. A re-examination of the positive-negative dichotomy. Br J Psychiatry 151: 145-151.

Liddle, P. F. (1987b) Schizophrenic symptoms, cognitive performance and neurological dysfunction. Psychol Med 17: 49-57.

Liddle, P. F., Friston, K. J., Frith, C. D., Hirsch, S. R., Jones, T. und Frackowiak, R. S. J. (1992) Patterns of cerebral blood flow in schizophrenia. Br J Psychiatry 160: 179-186.

Lindenmayer, J.-P., Bernstein-Hyman, R. und Grochowski, S. (1995a) Psychopathology of schizophrenia: initial validation of a 5-factor model. Psychopathology 28: 22-31.

Lindenmayer, J.-P., Grochowski, S. und Hyman R. B. (1995b) Five factor model of schizophrenia: replication across samples. Schizophr Res 14: 229-234.

Liu, D, Diorio, J., Tannenbaum, B, Caldji, Ch., Francis, D., Freedman, A., Shakti, S., Pearson, D., Plotsky, P. M. und Meaney, M. J. (1997) Maternal care, hippocampal glucocorticoid receptors, and hypothalamic-pituitary-adrenal responses to stress. Science 277: 1659-1662.

Louza, M. R., Maurer, K. und Neuhauser, B. (1992) Functional relationship between brain regions in schizophenia evaluated with Pearson's correlations between event related potentials. Electromyogr Clin Neurophysiolol 32/12: 611-614.

Luchins, D. J. , Lewine, R. R. J. und Meltzer, H. Y. (1984) Lateral ventricular size, pschopathology, and medication response in the psychoses. Biol Psychiatry 19: 29-44.

Mai, N. und Marquardt, C. (1994) CS - Computerunterstützte Analyse der Bewegungsabläufe beim Schreiben. Bedienungshandbuch Version 4.2., München.

Maier, W., Lichtermann, D., Minges, J., Hallmayer, J., Heun, R., Benkert, O. und Levinson, D. F. (1993) Continuity and discontinuity of affective disorders and schizophrenia. Arch Gen Psychiatry 50: 871-883.

Malla, A. S., Norman, R. M. G., Williamson, P., Cortese, L. und Diaz, F. (1993) Three syndrome concept of schizophrenia. Schizophr Res 10: 143-150.

Manschreck, T.C. und Ames, D. (1984) Neurologic features and psychopathology in schizophrenic disorders. Biol Psychiatry 19: 703-719.

Marcus, J., Hans, S.L., Mednick, S.A., Schulsinger, F. und Michelsen, N. (1985) Neurological dysfunctioning in offspring of schizophrenics in Israel and Denmark. Arch Gen Psychiatry 42: 753-761.

Marenco, S., Coppola, R., Daniel, D.G., Zigun, J. R. und Weinberger, D. R. (1993) Regional cerebral blood flow during the Wisconsin Card Sorting Test in normal subjects studied by Xenon-133 dynamic spect: comparison of absolute values, percent distribution values, and covariance analysis. Psychiatry Res: Neuroimaging 50: 177-192.

Marks, R. C. und Luchins, D. J. (1990) Relationship between brain imaging findings in schizophrenia and psychopathology. In: Andreasen, N. C. (ed.) Schizophrenia: positive and negative symptoms and syndromes. Mod Probl Pharmacopsychiatry. Karger, Basel.

Marquardt, C. und Mai, N. (1994) A computational procedure for movement analysis in handwriting. J Neuroscience Methods 52: 39-45.

Marneros, A. und Andreasen, N. C. (1992) Positive und Negative Symptomatik der Schizophrenie. Nervenarzt 63, 262-270.

Mathalon, D. H., Sullivan, E. V., Rawles, J. M. und Pfefferbaum, A. (1993) Correction for head size in brain imaging measures. Psychiatry Res: Neuroimaging 50: 121-139.

Mathew, R. J., Wilson, W. H., Tant, S. R., Robonson, L. und Prakash, R. (1988) Abnormal resting regional cerebral blood flow patterns and their correlates in schizophrenia. Arch Gen Psychiatry 45: 542-549.

Matsui, T. und Hirano, A. (1978) An atlas of the human brain for computerized tomography. Igaku-Shoin Medical Publishers Inc, New York.

Mattay, V., Callicot, J., Bertolino, A., Santha, A., Tallent, K., Frank, J. und Weinberger, D. (1997) Sensorimotor cortex lateralization is anomalous in patients with schizophrenia: a whole brain fMRI study. Neuro Image 5: S23.

McGhie, A., und Chapman, J. (1962) Disorders of attenttion and perception in early schizophrenia. Arch Gen Psychiatry 6: 17-33.

McGlashan T. H. und Fenton W. S. (1992) The positive-negative distinction in schizophrenia. Review of natural history validators. Arch Gen Psychiatry 49: 63-72.

McKenna, P. J. (1991) Memory, Knowledge and Delusions. Br J Psychiatry 159: 36-41.

McKenna, P. J., Tamlyn, D., Lund, C. E., Mortimer, A. M., Hammond, S. und Baddeley, A. D. (1990) Amnesic syndrome in schizophrenia. Psychol Med 20: 967-972.

McLaughlin, T., Steinberg, B., Christensen, B., Law, I., Parving, A. und Friberg, L. (1992) Potential language and attentional networks revealed through factor analysis of rCBF data measured with SPECT. J Cereb Blood Flow Metab 12, 535-545.

Medalia, A., Gold, J. und Merriam, A. (1988) The effects of neuroleptics on neuropsychological test results of schizophrenics. Arch Clin Neuropsychol 3: 249-271.

Meehl, P. E. (1989) Schizotaxia revisited. Arch Gen Psychiatry 46: 935-944.

Miller, D. D., Arndt, St. und Andreasen, N. C. (1993) Alogia, attentional impairment, and inappropriate affect: their status in the dimension of schizophrenia. Compr Psychiatry 4: 221-226.

Milner, B. (1963) Effects of different brain lesions on card sorting. Arch Neurol 9: 100-110.

Milner, B., Corkin, S. und Teubner, H. L. (1968) Further analysis of the hippocampal amnesic syndrome: 14-year follow-up study of H. M. Neuropsychologia 6: 215-234.

Minas, I. H., Stuart, G. W., Klimidis, S., Jackson, H. J., Singh, B. S. und Copolov, D. L. (1992) Positive ans negative symptoms in the psychoses: multidimensional scaling of SAPS and SANS items. Schizophr Res 8: 143-156.

Mirsky, A. F. (1987) Behavioral and psychophysiological markers of disordered attention. Environmental Health Perspectives 74: 191-199.

Moeller, J. R. und Strother, S. C. (1991) A regional covariance approach to the analysis of functional patterns in positron emission tomographic data. J Cerebral Blood Flow Metab 11: A121-A135.

Moeller, J. R., Strother, S. C., Sidtis, J. J. und Rottenberg, D. A. (1987) Scaled subprofile model: a statistical approach to the analysis of functional patterns in positron emission tomographic data. J Cerebral Blood Flow Metab 7: 649-658.

Mohr, F., Cohen, R., Hubmann, W., Bender, W., Haslacher, C., Hönicke, S., Schlenker, R. und Werther, P. (1993) Neurologische soft signs: Gruppenunterschiede und klinische Korrelate. In: P. Baumann (Hg.) Biologische Psychiatrie der Gegenwart. Springer, Wien Bukarest Berlin Heidelberg New York.

Mohr, F., Hubmann, W., Haslacher, C., Cohen, R. und Bender, W. (1991) Neurological soft signs in schizophrenic patients. Schizophr Res 4: 264-265.

Möller, H.-J., Schmid-Bode, W. und von Zerssen, D. (1986) Prediction of long-term outcome in schizophrenia by prognostic scales. Schizophr Bull 12: 225-235.

Morris, R. G., Rushe, T., Woodruff, P. W. R. und Murray, R. M. (1995) Problem solving in schizophrenia: a specific deficit in planning ability. Schizophr Res 14: 235-246.

Mortimer, A. M. and McKenna (1994) Levels of explanation – symptoms, neuropsychological deficit and morphological abnormalities in schizophrenia. Psychol Med 24: 541-545.

Mundt, Ch. (1985) Das Apathiesyndrom der Schizophrenen. Springer, Berlin Heidelberg New York Tokyo.

Mundt, Ch. (1989) Die psychopathologischen Grundlagen zur Psychopathometrie des schizophrenen Residualsyndroms. Fundamenta Psychiatr 3: 2-11.

Mundt, C. (1991) Endogenität von Psychosen – Anachronismus oder aktueller Wegweiser für die Pathogeneseforschung? Nervenarzt 62: 3-15.

Mundt, Ch., Fiedler, P., Pracht, B. und Rettig, R. (1985) InSka (IntentionalitätsSkala) – ein neues psychopathometrisches Instrument zur quantitativen Erfassung der schizophrenen Residualsymptomatik. Nervenarzt 56: 146-149.

Mundt, Ch., Kasper, S. und Huerkamp, M. (1989) The diagnostic specificity of negative symptoms and their psychopathological context. Br J Psychiatry 155: 32-36.

Naber, D., Leppig, M., Grohmann, R. und Hippius, H. (1989) Efficacy and adverse effects of Clozapine in the treatment of schizophrenia and tardive dyskinesia – a retrospective study of 387 patients. Psychopharmacology 99: 73-76.

Nair, T. R., Christensen, J. D., Kingsbury, S. L., Kumar, N. G., Terry, W. M. und Garver, D. L. (1997) Progression of cerebroventricular enlargement and the subtyping of schizophrenia. Psychiatry Res: Neuroimaging 74: 141-150.

Nasrallah, H. A. (1985) The unintegrated right hemispheric consciousness as alien intruder: a possible mechanism for schneiderian delusions in schizophrenia. Comprehen Psychiatry 26: 273-282.

Nasrallah, H. A., Olson, S., McCalley-Whitters, M., Chapman, S. und Jacoby, C. G. (1986) Cerebral ventricular enlargement in schizophrenia. Arch Gen Psychiatry 43: 157-159.

Niedermeyer T. (1993) Die Einschätzung später schizophren Erkrankter anhand von Photographien im Kindesalter. Konstanzer Dissertationen. Hartung-Gorre, Konstanz.

Niethammer, R., Weisbrod, M., Schiesser, S., Schröder, J. und Sauer, H. (z. Veröffentl. eingereicht) Neurological soft signs in monozygotic twins discordant for schizophrenia.

Nopoulos, P., Swayze, V., Flaum, M., Ehrhardt, J. C., Yuh, W. und Andreasen, N. C. (1997) Cavum septi pellucidi in normals and patients with schizophrenia as detected by magnetic resonance imaging. Biol Psychiatry 41: 1102-1108.

Nordhoff, G., Eckert, J., Hertel, A., Gille, B. und Hacker, H. (1996) Dysfunction of supplementary motor area in catatonia: motor activation studies with PET and fMRI. Europ Psychiatry 11: 199.

Norman, R. M. G., Malla, A. K., Morrison-Steward, S. L., Helmes, E., Williamson, P. C., Thomas, J. und Cortese, L. (1997) Neuropsychological correlates of syndromes in schizophrenia. Br J Psychiatry 170: 134-139.

Nuechterlein, K. H. und Dawson, M. E. (1984) Information processing and attentional functioning in the developmental course of schizophrenic disorders. Schizophr Bull 10: 160-202.

Nuechterlein, K. H., Parasuraman, R. und Jiang, Q. (1983) Visual sustained attention: Image degradation produces rapid decrement over time. Science 220: 327-329.

Overall, J.E. und Gorham, D.R. (1962) The Brief Psychiatric Rating Scale. Psychol Rep 10: 799-812.

Owens, D. G. C., Johnstone, E. C. und Frith, C. D. (1982) Spontaneous involuntary disorders of movement. Arch Gen Psychiatry 39: 452-461.

Pandya, D. N. und Veterian, E. H. (1985) Architecture and connections of cortical association areas. In: Peters, A. und Jones, G. (eds.) Cerebral cortex: association and auditory cortices (Vol. 4, pp. 3-61). (A. Peters und E. G. Jones), Plenum Press, New York.

Pantel, J., Schröder, J., Schad, L. R., Friedlinger, M., Knopp, M. V., Schmitt, R., Geissler, M., Blüml, S., Essig, M. und Sauer, H. (1997) Quantitative magnetic resonance imaging and neuropsychological findings in dementia of the Alzheimer type. Psychol Med 27: 221-229.

Pearlson, G. D., Garbacz, D. J., Moberg, P. J., Ahn, H. S. und DePaulo, J. R. (1985) Symptomatic, familial, perinatal, and social correlates of computerized axial tomography (CAT) changes in schizophrenics and bipolars. J Nerv Ment Dis 173: 42-50.

Peralta, V., deLeon, J. und Cuesta, M. J. (1992) Are there more than two syndromes in schizophrenia? A critique of the positive-negative dichotomy. Br J Psychiatry 161: 335-343.

Peralta, V., Cuesta, M. J. und de Leon, J. (1994) An empirical analysis of latent structures underlying schizophrenic symptoms: a Four-Syndrome Model. Biol Psychiatry 36: 726-736.

Petersen, S. E., Corbetta, M., Miezin, F. M. und Dobmeyer, S.M. (1989) Selective attention modulates visual processing of form, color and velocity: III. Areas related to higher order selective processes. Society of Neuroscience, Abstracts.

Phelps, M. E., Huang, S. C., Hoffmann E. J., Selin, C., Sokoloff, L. und Kuhl, D. E. (1979) Tomographic measurement of local cerebral glucose metabolic rate in humans with (F-18), 1-fluor-2-deoxy-D-glucose: validation of method. Ann Neurol 6: 371-388.

Pfohl, B. und Winokur, G. (1982) The evolution of symptoms in institutionalized hebephrenic/catatonic schizophrenics. Br J Psychiatry 141: 567-572.

Press, G. A., Amaral, D. G. und Squire, L. R. (1989) Hippocampal abnormalities in amnesic patients revealed by high-resolution magnetic resonance imaging. Nature 341: 54-57. Psychiatry Res 8: 207-214.

Rao, S. M., Bandettini, P. A., Binder, J. R., Bobholz, J. A., Hammeke, T. A., Stein, E. A. und Hyde J. S. (1996) Relationship between finger movement rate and functional magnetic resonance signal change in human primary motor cortex. J Cerebral Blood Flow Metabolism 16: 1250-1254.

Reveley, M. A. (1985) Ventricular enlargement in schizophrenia. The validity of computerised tomographic findings. Br J Psychiatry 147: 233-240.

Reveley, A. M., Clifford, C. A. und Reveley, M. A. (1982) Cerebral ventricular size in twins discordant for schizophrenia. Lancet i: 540-541.

Reveley, A. M., Reveley, M. A. und Murray, R. M. (1983) Enlargement of cerebral ventricles in schizophrenics is confined to those without known genetic predisposition. Lancet ii: 525.

Reveley, M. A., Reveley, A. M. und Baldy, R. (1987) Left cerebral hemisphere hypodensity in discordant schizophrenic twins. Arch Gen Psychiatry 44: 625-632.

Risch, N. und Merikangas, K. R. (1993) Linkage studies of psychiatric disorders. Eur Arch Clin Neurosci 243: 143-149.

Roberts, E. W. (1991) Schizophrenia: A neuropathological perspective. Br J Psychiatry 158: 8-17.

Roland, P. E. (1993) Brain activation. Wiley-Liss, New York Chichester Brisbane Toronto Singapore

Roland, P. E., Larsen, B. Lassen, N. A. und Skinhoj, E. (1980) Supplementary motor area and other cortical areas in organization of voluntary movements in man. J Neurophysiol 43: 118-123.

Rosen, W. G., Mohs, R. C.,Johns, C. A., Small, N. S., Kendler, K. S., Horvath, T. B. und Davis, K. L. (1984) Positive and negative symptoms in schizophrenia. Psychiatry Res 13: 277-284.

Rossi, A., de Cataldo, S., Di Michele, V., Manna, V. , Ceccolo, S. , Stratta, P. und Casacchia, M. (1990) Neurological Soft Signs (NSS) in schizophrenia. Br J Psychiatry 157: 735-739.

Roy, C. S. und Sherrington, C. S. (1890) On the regulation of the blood supply of the brain. J Physiol (Lond) 11: 85-90.

Rubin, P., Holm, S., Friberg, L, Videbech, P., Andersen, H. S., Bendson, B. B., Stromso, N., Larsen, J. K. Lassen, N. A. und Hemmingsen, R. (1991) Altered modulation of prefrontal and subcortical brain activity in newly diagnosed schizophrenia and schizophreniform disorder. Arch Gen Psychiatry 48: 987-995.

Sabatini, U., Chollet, F., Rascol, O., Celsis, P., Rascol, A., Lenzi, G. L. und Marc-Vergnes, J.-P. (1991) Effect of side and rate of stimulation on cerebral blood flow changes in motor areas during finger movements in humans. J Cerebral Blood Flow Metabolism 13: 639-645.

Sabri, O., Erkwoh, R., Schreckenberger, M., Owega, A., Sass, H. und Buell, U. (1997) Correlation of positive symptoms exclusively to hyperperfusion or hypoperfusion of cerebral cortex in never-treated schizophrenics. Lancet 349: 1735-1739.

Sackeim, H. A., Prohovnik, I., Moeller, J. R., Brown, R. P., Apter, S., Prudic, J., Devanand, P. D. und Mukherjee, S. (1990) Regional cerebral blood flow in mood disorders. Arch Gen Psychiatry 47: 60-70.

Saint-Cyr, J. A., Taylor, A. E. und Lang, A. E. (1988) Procedural learning and neostriatal dysfunction in man. Brain 109: 845-883.

Sanders, R.D., Keshavan, M.S. und Schooler, N.R. (1994) Neurological examination abnormalities in neuroleptic-naive patients with first-break schizophrenia: Preliminary results. Am J Psychiatry 151: 1231-1233.

Sartori, G. (1988) From neuropsychological data to theory and vice-versa. In: Denes, G., Bisiacchi, P., Semenza C. und Andrewsky E. (eds.) Perspectives in cognitive neuropsyhcology. Erlbaum, London.

SAS-Institute (1985) SAS user's guide: basics, statistics (5th edition). SAS-Institute, Raleigh.

Saß, H. (1989) The historical evolution of the concept of negative symptoms in schizophrenia. Br J Psychiatry 155: 26-31.

Sauer, H. (1990) Die nosologische Stellung schizoaffektiver Psychosen. Nervenarzt 61: 3-15.

Saykin, A. J., Gur, R. C., Gur, R. E., Mozley, D., Mozley, L. H., Resnick, S. M., Kester, B. und Stafiniak, P. (1991) Neuropsychological function in schizophrenia. Selective impairment in memory and learning. Arch Gen Psychiatry 48: 618-624.

Schad, L. R., Trost, U., Knopp, M. V., Müller, E. und Lorenz W. J. (1993) Motor cortex stimulation measured by magnetic resonance imaging on a standard 1.5T clinical scanner. Magn Reson Imaging 11: 461-464.

Schad, L. R., Wenz, F., Knopp, M. V., Baudendistel, K. und Lorenz, W. J. (1994) Functional 2d and 3d magnetic resonance imaging of motor cortex stimulation at high spatial resolution using a standard 1,5 T-imager. Magn Reson Imaging 12:9-15.

Scharfetter, Ch. (1981) Subdividing the functional psychoses: a family hereditary approach. Psych Med 11: 637-640

Schenck, E. (1985) Neurologische Untersuchungsmethoden (3. Aufl.) Thieme, Stuttgart.

Schlegel, S. und Kretzschmar, K. (1987) Computed tomography in affective disorders. Part I. Ventricular and sulcal measurements. Biol Psychiatry 22: 4-14.

Schneider, K. (1934) Die Störungen des Gedächntnis. In: Bumke, O. (ed.) Handbuch der Geisteskrankheiten. Julius Springer, Berlin.

Schneider, K. (1959) Klinische Psychopathologie (5. Aufl.) Thieme, Stuttgart.

Schröder, J., Haan, J. und Haupts, M. (1988) Metachromatische Leukodystrophie. Ergebnisse laborchemischer, neurophysiologischer, histologischer und bildgebender Verfahren im Rahmen einer Familienuntersuchung. Nervenarzt 59: 296-298.

Schröder, J., Sauer, H., Wilhelm, K.-R., Niedermeier, Th. und Georgi, P. (1989) Regional cerebral blood flow in endogenous psychoses: a Tc-99m HMPAO-SPECT pilot study. Psychiatry Res 29: 331-333.

Schröder, J., Geider, F. J., Binkert, M., Reitz, Ch., Jauß, M. und Sauer, H. (1992a) Subsyndromes in chronic schizophrenia: do their psychopathological characteristics correspond to cerebral alterations? Psychiatry Res 42: 209-220.

Schröder, J., Niethammer, R., Geider, F.-J., Reitz, Ch., Binkert, M., Jauß, M. und Sauer, H. (1992b) Neurological soft signs in schizophrenia. Schizophr Res 6: 25-30.

Schröder, J., Richter, P., Geider, F.-J., Niethammer, R., Binkert, M., Reitz, Ch. und Sauer, H. (1993) Diskrete neurologische und sensorische Störungen (neurologische soft signs) im Akutverlauf endogener Psychosen. Z klin Psychol Psychopathologie Psychotherapie 41: 190-206.

Schröder, J., Geider, F.-J. und Sauer, H. (1993b) Can ventricular enlargement predict treatment response in schizophrenia? Br J Psychiatry 163: (Suppl. 21): 13-15.

Schröder, J., Buchsbaum, M. S., Siegel, B. V., Geider, F. J., Maier, R. J., Lohr, J., Wu, J. und Potkin, S. G. (1994) Patterns of cortical acitivity in schizophrenia. Psychol Med 24: 947-955.

Schröder, J., Wenz, F., Baudendistel, K., Schad, L. R. und Knopp, M. V. (1995) Sensorimotor cortex and supplementary motor area changes in schizophrenia: a study with functional magnetic resonance imaging. Br J Psychiatry 167: 197-201.

Schröder, J., Buchsbaum, M. S., Siegel, B. V., Geider, F. J., Lohr, J., Tang, Ch., Wu, J. und Potkin, St. G. (1996a) Cerebral metabolic activity correlates of subsyndromes in chronic schizophrenia. Schizophr Res 19: 41-53.

Schröder, J., Tittel, A., Stockert, A. und Karr, M. (1996b) Memory deficits in subsyndromes of chronic schizophrenia. Schizophr Res 21: 19-26.

Schröder, J., Bubeck, B., Demisch, S. und Sauer, H. (1997) Benzodiazepine receptor distribution and diazepam binding in schizophrenia: an exploratory study. Psych Res: Neuroimaging 68: 125-131.

Schröder, J., Silvestri, S., Bubeck, B., Karr, M., Demisch, S., Scherrer, S., Geider, F. J. und Sauer, H. (im Druck) D_2 Dopamine receptor upregulation, treatment response, neurological soft signs, and extrapyramidal side effects in schizophrenia: a follow-up study with ^{123}-IBZM SPECT in the drug-naive state and after neuroleptic treatment. Biol Psychiatry.

Schultz, S. K., Miller, D. D., Oliver, S. E., Arndt, S., Flaum, M. und Andreasen, N. C. (1997) The life course of schizophrenia: age and symptom dimensions. Schizophr Res 23: 15-23

Seitz, R. J., Roland, P. E., Bohm, Ch., Greitz, T. und Stone-Elander, S. (1990) Motor learning in man: a positron emission tomographic study. NeuroReport 1: 57-66.

Shadman, R. und Holcomb, H. H. (1997) Neural correlates of motor memory consolidation. Science 277: 821-825.

Shallice, T. (1982) Specific impairments of planning. Phil Trans R Soc Lond B 298: 199-209.

Shallice, T. (1988) From neuropsychology to mental structure. Cambridge University Press, Cambridge New York New Rochelle Melbourne Sydney.

Shelton, R. C. und D. R. Weinberger (1987) Brain morphology in schizophrenia. In: Meltzer, H. Y. (ed.) Psychopharmacology: The third generation of progress (pp. 773-781). Raven Press, New York.

Shenton, M. E., Kikinis, R., Jolesz, F. A., Pollak, S. D., LeMay, M., Wible, C. G., Hokama, H., Martin, J., Metcalf, D., Coleman, M. und McCarley, R. W. (1992) Abnormalities of the left temporal lobe and thought disorder in schizophrenia. A quantitative magnetic resonance imaging study. New Engl J Med 327: 604-612.

Sheppard, G., Gruzelier, J. Manchanda, R. Hirsch, S. R. Wise, R., Frackowiak, R. und Jones T. (1983) ^{15}O-positron-emission tomographic scanning in predominantly never-treated schizophrenic patients. Lancet ii, 1448.

Shibasaki, H., Sadato, N., Lyshkow, H., Yonekura, Y., Honda, K., Nagamine, T., Suwazono, S., Magata, Y., Ikeda, A., Miyazaki, M., Fukuyama, H., Asato, R. und Konishi, J. (1993) Both primary motor cortex and supplementary motor area play an important role in complex finder movements. Brain 116: 1387-1398.

Siegel jr., B. V., Buchsbaum, M. S., Bunney, W. E., Gottschalk, L. A., Haier, R. J., Lohr, J. B., Lottenberg, S., Najafi, A., Nuechterlein, K. H., Potkin, S. G. und Wu, J. C. (1993) Cortico-striato-thalamic circuits and brain glucose metabolic activity in 70 unmedicated male schizophrenic patients: Am J Psychiatry 150: 1325-1336.

Simpson, G. M. und Angus, J. W. S. (1970): A rating scale for extrapyramidal side effects. Acta Psych Scand Suppl 212: 11-19.

Sokoloff, L., Reivich, M. Kennedy, C., Des Rosiers, M. H., Patlak, C. S., Pettigrew, K. D., Sakurada, O. und Shinohara, M. (1977) The (^{14}C)deoxyglucose method for the measurement of local cerebral glucose utilization: theory, procedure, and normal values in the conscious and anesthetized albino rat. J Neurochemistry 28: 897-916.

Spitzer, M. (1993) The psychopathology, neuropsychology, and neurobiology of associative and working memory in schizophrenia. Eur Arch Psychiatry Clin Neurosci 243: 57-70.

Spitzer, M. (1997) Neuronale Netzwerke und Psychopathologie. Nervenarzt 68: 21-37.

Spitzer, R., Endicott, J. und Robins, E. (1975) Research diagnostic criteria. (Instrument No. 58). N. Y. State Psychiatric Institute, New York.

Squire, L. R. (1986) Mechanisms of memory. Science 232: 1612-1619.

Squire, L. R. und Zola-Morgan, S. (1991) The medial temporal lobe memory system. Science 253: 1380-1386.

Suddath, R. L., Casanova, M. F., Goldberg, T. E., Daniel, D. G., Kelsoe, J. und Weinberger, D. R. (1989) Temporal lobe pathology in schizophrenia: A quantitative magnetic resonance imaging study. Am J Psychiatry 146: 464-472.

Suddath, R. L., Christison, G. W., Torrey, E. F., Casanova, M. F. und Weinberger, D. R. (1990) Anatomical abnormalities in the brains of monocygotic twins discordant for schizophrenia. New Engl J Med 322: 789-794.

Stein, M. B., Koverola, C., Hanna, C., Torchia, M. und McClarty, B. (1997) Hippocampal volume in women victimized by childhood sexual abuse. Psychol Med 27: 951-959.

Strauss, J. S. und Carpenter Jr, W. T. (1974) The prediction of outcome in schizophrenia. II. Relationship between predictor and outcome variables. Arch Gen Psychiatry 31: 37-42.

Szechtman, H., Nahmias, C., Garnett, S., Firnau, G., Brown, G. M., Kaplan, R. D. und Cleghorn, J. M. (1988) Effects of neuroleptics on altered cerebral glucose metabolism in schizophrenia. Arch Gen Psychiatry 45: 523-532.

Tamlyn, D., McKenna, C. J., Morgentheimer, A. N., Lund, C. E., Hammond, S. und Baddeley, A. D. (1992) Memory impairment in schizophrenia: its extent, affiliations and neuropsychological character. Psychol Med 22: 101-115.

Tamminga, C. A., Thaker, G. K., Buchanan, R., Kirkpatrick, B., Alphs, L. D., Chase, T. N. und Carpenter, W. T. (1992) Limbic system abnormalities identified in schizophrenia using positron emission tomography with fluorodeoxyglucose and neocortical alterations with deficit syndrome. Arch Gen Psychiatry 49: 522-530.

Tandon, R., Mazarra, C., DeQuardo, J., Craig, K. A., Meador-Woodruff, J., Goldman, R. und Greden, J. F. (1991) Dexamethasone suppression test in schizophrenia: relationship to symptomatology, ventricular enlargement, and outcome. Biol Psychiatry 29: 953-964.

Tanji, J. und Shima, K. (1996) Role for supplementary motor area cells in planning several movements ahead. Nature 371: 413-416.

Teuber, H. L. (1955) Physiological psychology. Ann Rev Psychology 9: 267-296.

Thompson, P. A. und Meltzer, H. Y. (1993) Positive, negative, and disorganisations factors from the schedule of affective disorders and schizophrenia and the present state examination: a three-factor solution. Br J Psychiatry 163: 344-351.

Toomey, R., Kremen, S., Simpson, J. C., Samson, J. A., Seidman, L. J., Lyons, M. J., Faraone, S. V. und Tsuang M. T. (1997) Revisiting the factor structure for positive and negative symptoms: evidence from a large heterogenous group of psychiatric patients. Am J Psychiatry 154: 371-377.

Torrey, E. F. (1980) Neurological abnormalities in schizophrenic patients. Biol Psychiatry 15: 381-388.

Torrey, E. F. (1994) Schizophrenia and manic-depressive disorder. The biological roots of mental illness as revealed by the landmark study of identical twins. Basic Books, New York.

Tucker, G.J., Campion, E.W. und Silberfarb, P.M. (1975) Sensorimotor functions and cognitive disturbance in psychiatric patients. Am J Psychiatry 132: 17-21.

Tulving, E., Kapur, S., Craik, F. I. M., Moscovitch, M. und Houle, S. (1994) Hemispheric encoding and retrieval asymmetry in episodic memory: positron emission tomography findings. Proc Natl Acad Sci USA 91: 2016-2020.

Ulrich, D. und Gaebel, W. (1987) Zur Pathophysiologie schizophrener Aufmerksamkeitsstörung - Konzepte, Befunde und Arbeitshypothesen. Fortschr Neurol Psychiat 55: 273-278.

Uno, H., Tarara, R., Else, J. G., Suleman, M. und Sapolsky, R. M. (1989) Hippocampal damage associated with prolonged and fatal stress in primates. J Neuroscience 9: 1705-1711.

Vogel, H. (1986) Maβe und Normwerte in der Computertomographie. Ecomed Verlagsgesellschaft, Landsberg/Lech.

Volkow, N. D. und Tancredi, L. R. (1991) Biological correlates of mental activity studied with PET. Am J Psychiatry 148: 439-443.

Volkow, N. D., Brodie, J. D., Wolf, A. P., Gomez-Mont, F., Cancro,R., Van Gelder, P., Russell, J. A. G. und Overall, J. (1986) Brain organization in schizophrenia. J Cerebral Blood Flow Metab 6: 441-446.

Volkow, N. D., Wolf, A. P., Van Gelder, P., Brodie, J. D.,Overall, J. E., Cancro, R. und Gomez-Mont, F. (1987) Phenomenological correlates of metabolic activity in 18 patients with chronic schizophrenia. Am J Psychiatry 144: 151-158.

Walker, E. und Green, M. (1982) Motor proficiency and attentional-task performance by psychotic patients. J Abnormal Psychology 91: 261-268.

Walker, E. und Lewine, R. J. (1990) Prediction of adult-onset schizophrenia from childhood home movies of the patients. Am J Psychiatry 147: 1052-1056.

Walker, E., Lewine, R. J. und Neumann, C. (1996) Childhood behavioral characteristics and adult brain morphology in schizophrenia. Schizophr Res 22: 93-101.

Wechsler, D. (1945) A standardized memory scale for clinical use. J Psychol 19: 87-95.

Weinberger, D. R. (1991) Anteromedial temporal-prefrontal connectivity; a functional neuroanatomical system implicated in schizophrenia. In: Caroll, B. J. und Barett, J. E. (eds.) Psychopathology and the brain. Raven Press, New York.

Weinberger, D. R. (1995) Schizophrenia as a neurodevelopment disorder. In: Hirsch, S. R. und Weinberger, D. R. (eds.) Schizophrenia. Blackwell, Oxford London Cambridge New York Berlin.

Weinberger, D. R. (1995) Schizophrenia as a neurodevelopment disorder. In: Kirsch, S. R. und Weinberger, D. R. (eds.) Schizophrenia. Blackwell, Oxford London Cambridge New York Berlin.

Weinberger, D. R., Bigelow, L. B., Kleinmann, J. E., Klein, S. T., Rosenblatt, J. E. und Wyatt, R. J. (1980) Cerebral ventricular enlargement in chronic schizophrenia. Arch Gen Psychiatry 37: 11-13.

Weinberger, D.R., Berman, K.F. und Illowsky, B.P. (1988) Physiological dysfunction of dorsolateral prefrontal cortex in schizophrenia. Arch Gen Psychiatry 45: 609-615.

Weinberger, D.R., Berman, K.F. Suddath, R. und Torrey, E. F. (1992) Evidence of a dysfunction of a prefrontal-limbic network in schizophrenia: a magnetic resonance imaging and regional cerebral blood flow study of discordant monozygotic twins. Am J Psychiatry 149: 890-897.

Wenz, F., Schad, L. R., Knopp, M. V., Baudendistel, K., Flömer, F., Schröder, J. und van Kaick, G. (1994) Functional magnetic resonace imaging at 1.5 T: activation pattern in schizophrenic patients receiving neuroleptic medication. Magn Res Imaging 12: 975-982.

Wing, J. K., Cooper, J. E. und Sartorius, N. (1974) The measurement and classification of psychiatric symptoms. Cambridge University Press, Cambridge.

Wise, R., Chollet, F. und Hadar, U. (1991) Distribution of cortical neural networks involved in comprehension and word retrieval. Brain 114: 1803-1817.

Wolkin, A., Jaeger, J., Brodie, J. D., Wolf, A. P., Fowler, J., Rotrosen, J., Gomez-Mont, F. und Cancro, R. (1985) Persistence of cerebral metabolic abnormalities in chronic schizophrenia as determined by positron emission tomography. Am J Psychiatry 142: 564-571.

Wolkin, A., Sanfilipo, M., Wolf, A. P., Angrist, B., Brodie, J. D. und Rotrosen, J. (1992) Negative symptoms and hypofrontality in chronic schizophrenia. Arch Gen Psychiatry 49: 959-965.

Wood, C. C. (1978) Variations on a theme by Lashley: lesions experiments on the neural model of Anderson, Silverstein, Ritz und Jones. Psychol Rev 85: 582-591.

Woodruff, P. W. R., Phillips, M. L., Rushe, T., Wright, I. C., Murray, R. M. und David, A. S. (1997) Corpus callosum size and inter-hemispheric function in schizophrenia. Schizophr Res 23: 189-196.

Woods, B. T., Yurgelun-Todd, D., Benes, F., Frankenburg, F. R., Pope, H. und McSparren, J. (1990) Progressive ventricular enlargement in schizophrenia: comparison to bipolar affective disorder and correlation with clinical course. Biol Psychiatry 27: 341-352.

Wu, J.-Y., Cohen, L. B. und Falk, C. X. (1994) Neuronal activity during different behaviors in aplysia: a distributed organization? Science 263: 820-823.

Zatz, L. M. und Jernigan, T. L. (1982) The venticular-brain ratio on computed tomography scans: validity and proper use. Psychiatry Res 8: 207-214.